Kohlhammer

Der Autor und die Autorin

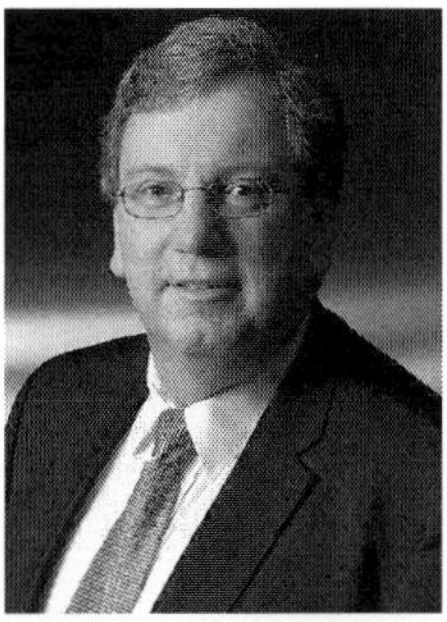

Dr. Matthias Offermanns (Jahrgang 1963) ist Senior Research Manager im Deutschen Krankenhausinstitut e.V. Seine Schwerpunkte liegen bei der Abrechnung ambulanter Leistungen, der Versorgungsforschung und der Krankenhausfinanzierung. In über 20 Jahren hat er mehrere Hundert Seminare zum ambulanten Operieren, dem EBM und zu Ermächtigungen durchgeführt.

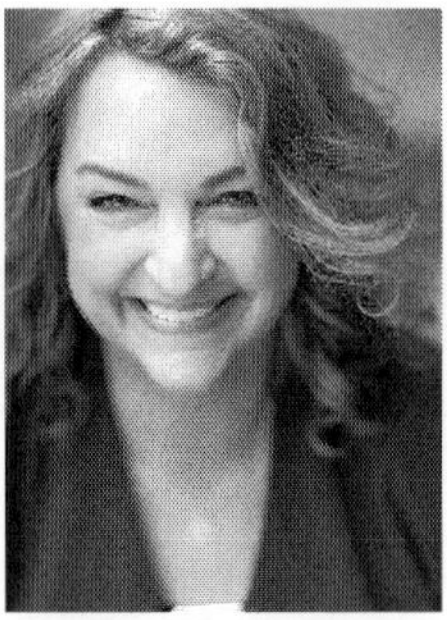

Sabine Finkmann ist mehrfach ausgezeichnete Expertin und Speakerin im Gesundheitswesen. Seit über 10 Jahren arbeitet sie bundesweit als Abrechnungsexpertin, Coach, Mediatorin, Mimik-Resonanz-Trainerin und Autorin. Inzwischen hat sie mehrere 1.000 Seminare und Workshops gehalten und wurde seit dem Jahr 2022 jährlich als TOP Expertin mehrfach ausgezeichnet. Ihre umfassende Ausbildung als systemischer Coach, Emotionscoach, Mimikresonanz® Trainerin und Profilerin verschafft der gebürtigen Münsterländerin eine vielschichtige berufliche Qualifikation. Über 13 Jahre praktische Erfahrung untermauern ihren Expertenstatusin diesem Bereich zusätzlich. Heute coacht Sabine Unternehmen und Privatpersonen im Bereich Konfliktmanagement, Körpersprache & Mimikresonanz® sowie in der Personal- und Persönlichkeitsentwicklung.

Matthias Offermanns/Sabine Finkmann

Persönliche Ermächtigung von Krankenhausärzten

Praktische Tipps und Hinweise für die rechtssichere Umsetzung

Verlag W. Kohlhammer

1. Auflage 2026

Gesamtherstellung: W. Kohlhammer GmbH, Heßbrühlstr. 69, 70565 Stuttgart
produktsicherheit@kohlhammer.de

Print:
ISBN 978-3-17-045919-9

E-Book-Formate:
pdf: ISBN 978-3-17-045920-5
epub: ISBN 978-3-17-045921-2

Inhaltsverzeichnis

Vorwort **7**

1 Sozialrechtliche Grundlagen der Ermächtigung **11**

1.1 Die Ersatzfunktion der ermächtigten Ärzte 11

1.2 Unterscheidung quantitativ-allgemeiner von qualitativ-spezieller Bedarf 13

2 Voraussetzungen für die persönliche Ermächtigung von Krankenhausärzten **15**

2.1 Definition der Ermächtigung 15

2.2 Was ist bei der Erlangung einer Ermächtigung zu beachten 17

2.3 Bedingungen für die persönliche Ermächtigung von Krankenhausärzten 18

3 Inhalt und Umfang der Ermächtigungen **23**

3.1 Konkretisierung in der Zulassungsverordnung Ärzte 23

3.2 Zeitlicher Rahmen der Ermächtigung 24

3.3 Räumliche Begrenzung der Ermächtigung 25

3.4 Umfang der Ermächtigung 26

3.5 Zusammenhang mit anderen Regelungen im SGB V 34

3.6 Überweisungsfilter und Überweisungsbefugnis 42

4 Relevante vertragsärztliche Vorgaben **51**

4.1 Persönliche Leistungserbringung 51

4.2 Besonderheiten des Einheitlichen Bewertungsmaßstabes (EBM) 57

4.3 Genehmigungspflichtige Leistungen 61

4.4 Honorarabrechnung 79

4.5 Plausibilitätsprüfung 81

4.6 Verordnungen 84

4.7 Fortbildungspflicht 85

4.8 Teilnahme am vertragsärztlichen Notdienst 85

5 Beendigung einer Ermächtigung **87**

6 Darstellung und Erklärung von Ermächtigungen nach Fachgruppen 89
6.1 Anästhesie 89
6.2 Augenheilkunde 96
6.3 Chirurgie 102
6.4 Frauenheilkunde und Geburtshilfe 110
6.5 HNO 117
6.6 Haut- und Geschlechtskrankheiten 122
6.7 Innere Medizin 126
6.8 Kinderheilkunde 134
6.9 Neurologie 140
6.10 Orthopädie und Unfallchirurgie 145
6.11 Radiologie 151
6.12 Urologie 158

Verzeichnisse 165
Abkürzungsverzeichnis 165
Abbildungsverzeichnis 165
Tabellenverzeichnis 166
Literaturverzeichnis 166
Stichwortverzeichnis 168

Vorwort

Die ärztliche Versorgung in Deutschland findet grundsätzlich in zwei unterschiedlichen Sektoren statt:

- Auf der einen Seite gibt es die vertragsärztliche Versorgung durch niedergelassene Ärzte, die die ambulante Versorgung der Versicherten sicherstellen soll.
- Auf der anderen Seite findet die stationäre Versorgung in Krankenhäusern statt.

Diese grundlegende Sektoreneinteilung wird durch zahlreiche einzelne gesetzliche Regelungen, wie sie im Sozialgesetzbuch V zu finden sind, aufgeweicht. So dürfen Vertragsärzte in Praxiskliniken ambulante oder stationär durchführbare stationsersetzende Behandlungen durchführen (§ 122 SGB V). Krankenhäuser dürfen definierte ambulante Operationen übernehmen (§ 115b SGB V). Darüber hinaus gibt es noch eine Vielzahl von Einzelregelungen, die die grundlegende Trennung zwischen beiden Sektoren durchbrechen (z. B. geriatrische Institutsambulanzen oder psychiatrische Institutsambulanzen).

Durch das »Gesetz zur Verbesserung der Versorgungsqualität im Krankenhaus und zur Reform der Vergütungsstrukturen (Krankenhausversorgungsverbesserungsgesetz – KHVVG)« können ermächtigte Krankenhäuser – sofern sie sektorenübergreifende Versorgungseinrichtungen darstellen – ambulante Leistungen der vertragsärztlichen Versorgung (§ 115 g SGB V) erbringen. Dazu zählen auch unter bestimmten Bedingungen hausärztliche Leistungen (§ 116a Abs. 2 SGB V). Das gilt gleichermaßen für die fachärztliche Versorgung (§ 116a Abs. 3 SGB V). Dies ist aber nur möglich, wenn für die jeweilige Arztgruppe der fachärztlichen Versorgung keine Zulassungsbeschränkungen angeordnet sind *und* in einem Zeitraum von neun Monaten ab Antragstellung in dem Planungsbereich für die jeweilige Arztgruppe der fachärztlichen Versorgung keine Zulassungsbeschränkungen angeordnet werden. Die Ermächtigung von Krankenhäusern hängt damit immer davon ab, ob Zulassungsbeschränkungen ausgesprochen werden. Werden Zulassungsbeschränkungen erlassen, erlischt die Zulassung für die Krankenhäuser. Der tatsächliche Bedarf, sei es ein quantitativ-allgemeiner oder ein qualitativ-spezieller Bedarf, spielen hier im Unterschied zur persönlichen Ermächtigung von Krankenhausärzten keine Rolle. Im Unterschied zur Gründung oder Übernahme eines Medizinischen Versorgungszentrums durch ein Krankenhaus bietet die Neuregelung durch das KHVVG eine geringere Planungssicherheit für die Krankenhäuser. Durch das KHVVG bekommen Krankenhäuser zwar neue Möglichkeiten, an der ambulanten Versorgung teilzunehmen. Das sorgt aber nicht dafür, dass persönliche Ermächtigungen von Krankenhausärzten obsolet wären oder werden.

Grundlegendes Kennzeichen dieser Sektorenaufweichungen ist, dass eine Verzahnung zwischen ambulantem und stationärem Sektor nicht wirklich erreicht wird. Diese Einzahlmaßnahmen laufen »so nebenher« im jeweils anderen Sektor mit.

Eine wirkliche Verzahnung, wo Tätigkeiten im anderen Sektor abgestimmt erfolgen, erfüllen eigentlich nur vier gesetzliche Regelungen:

- die ambulante spezialfachärztliche Versorgung gemäß § 116b, wonach i. d. R. der vertragsärztliche und der Krankenhausbereich abgestimmt Behandlungsteams bilden,
- die Tätigkeit von Vertragsärzten in Krankenhäusern in Form der belegärztlichen Behandlung gemäß § 121 SGB V,
- die ambulante Behandlung durch Krankenhäuser in Form einer Institutsermächtigung gemäß § 116a SGB V,
- die Tätigkeit von Krankenhausärzten in der vertragsärztlichen Versorgung in Form der persönlich ermächtigten Ärzte gemäß § 116 SGB V.

Letzteres ist Thema in diesem Buch.

In einer Zeit, in der das Gesundheitswesen zunehmend an Komplexität gewinnt und die Anforderungen an die medizinische Versorgung stetig steigen, ist die Ermächtigung von Ärzten und medizinischen Fachkräften wichtiger denn je. Ermächtigungen ermöglichen es Krankenhäusern, über ihre Grenzen hinaus handeln zu können und ambulante medizinische Leistungen anzubieten, die sonst außerhalb ihres Leistungsumfangs bzw. ihrer Versorgungskapazität liegen würden.

Klassisch sind Krankenhäuser primär auf die stationäre und akutmedizinische Versorgung (akute Notfallversorgung) ausgerichtet und verfügen in der Regel nicht über die Strukturen, die es ihnen erlauben, reguläre Sprechstunden wie niedergelassene Ärzte anzubieten.

Ein Urteil des Bundessozialgerichts vom 26.06.2019 (Az. B 6 KA 68/17 R) hat klargestellt, dass beispielsweise in den Notfallaufnahmen von Krankenhäusern ausschließlich Notfallbehandlungen durchgeführt werden dürfen. Dies bedeutet, dass reguläre vertragsärztliche Behandlungen, die über die Notfallversorgung hinausgehen, sowie reguläre Sprechstunden im Krankenhaus unzulässig sind.

Dies begrenzt die Fähigkeit der Krankenhäuser, direkt am ersten Kontakt mit Patienten im ambulanten Bereich beteiligt zu sein. Die Ermächtigung von Krankenhausärzten bietet hier eine wesentliche Erweiterung ihrer Möglichkeiten. Sie ermöglicht es den Krankenhäusern, in Zusammenarbeit mit niedergelassenen Ärzten spezialisierte Sprechstunden anzubieten und so eine direktere Rolle in der ambulanten Patientenversorgung zu spielen. Diese erweiterte Funktion stärkt nicht nur die integrierte Patientenversorgung, sondern unterstützt auch niedergelassene Ärzte, indem sie Zugang zu spezialisierten medizinischen Dienstleistungen bietet, die außerhalb ihrer eigenen Praxiskapazitäten liegen.

Die Ermächtigung fördert nicht nur die Verfügbarkeit spezialisierter medizinischer Leistungen, sondern unterstützt auch die sektorübergreifende Zusammenarbeit zwischen niedergelassenen Ärzten und Ärzten im Krankenhaus. Sie schafft eine wichtige Verbindung zwischen stationärer und ambulanter Behandlung und gewährleistet so eine umfassende Patientenbetreuung.

Im Rahmen dieses Buches werden die rechtlichen, organisatorischen und praktischen Aspekte der Ermächtigung von Krankenhausärzten umfassend dargestellt. Dabei wird auf die Elemente eingegangen, die notwendig sind, um die Ermächtigung zu erlangen, sowie auf die Verantwortlichkeiten und Herausforderungen, die mit dieser Rolle verbunden sind.

Ziel ist es, ein tiefgreifendes Verständnis für die Bedeutung der Ermächtigung in der modernen Gesundheitsversorgung zu schaffen.

Aus der Referententätigkeit der Autorin und des Autors hat sich gezeigt, dass das Wissen in den Krankenhäusern über die Rechte und Pflichten von ermächtigten Ärzten nicht sehr ausgeprägt ist. Das betrifft auch und insbesondere ermächtigte Ärzte.

Für diese Zielgruppe ist dieses Buch verfasst. Wiederholt wurden die Autorin und der Autor von ermächtigten Ärzten angesprochen, wenn sie Schreiben von Kassenärztlichen Vereinigungen erhalten haben, die die betroffenen Ärzte nicht einordnen konnten. Um solche Schreiben oder gar Disziplinar- und Gerichtsverfahren zu vermeiden, wurde dieses Buch verfasst.

Eine weitere Zielgruppe stellen die Krankenhausgeschäftsführer dar, die die Limitationen der ermächtigten Ärzte kennen sollten.

Wenn bei bestimmten Begriffen, die sich auf Personengruppen beziehen, nur die männliche Form gewählt wurde, so ist dies nicht geschlechtsspezifisch gemeint, sondern geschah ausschließlich aus Gründen der besseren Lesbarkeit.

Dr. Matthias Offermanns und Sabine Finkmann
im November 2025

1 Sozialrechtliche Grundlagen der Ermächtigung

Krankenhausärzte haben keinen generellen Anspruch auf Teilnahme an der vertragsärztlichen Versorgung in Form einer Ermächtigung. Die Ermächtigung an sich ist an verschiedene rechtliche Bedingungen geknüpft. Diese rechtlichen Bedingungen ergeben sich entweder aus gesetzlichen Grundlagen oder aus Richterrecht. In diesem Kapitel soll darauf kurz eingegangen werden, ohne die rechtlichen Details im Einzelnen zu thematisieren.

1.1 Die Ersatzfunktion der ermächtigten Ärzte

Die Rechtsgrundlage für die persönliche Ermächtigung von Krankenhausärzten ist § 116 Satz 1 SGB V:

> *»Ärzte, die in einem Krankenhaus ... tätig sind, können, soweit sie über eine abgeschlossene Weiterbildung verfügen, mit Zustimmung des jeweiligen Trägers der Einrichtung, in der der Arzt tätig ist, vom Zulassungsausschuss (§ 96) zur Teilnahme an der vertragsärztlichen Versorgung der Versicherten ermächtigt werden.«*

Neben den persönlichen Voraussetzungen, die ein Krankenhausarzt erfüllen muss, normiert diese Rechtgrundlage, dass Krankenhausärzte nur mit Zustimmung des Trägers ihres Krankenhauses tätig werden dürfen.

Der Antrag auf eine Ermächtigung wird vom sogenannten Zulassungsausschuss behandelt. Der Zulassungsausschuss wird von den Kassenärztlichen Vereinigungen und den Landesverbänden der Krankenkassen sowie den Ersatzkassen gebildet. Für jede Kassenärztliche Vereinigung gibt es (mindestens) einen Zulassungsausschuss. Die Geschäfte des Zulassungsausschusses werden bei der zuständigen Kassenärztlichen Vereinigung geführt.

Möchte ein Krankenhausarzt eine persönliche Ermächtigung erhalten, so muss er einen Antrag beim Zulassungsausschuss stellen. Der Zulassungsausschuss kann, muss aber nicht dem Antrag zustimmen. Es handelt sich bei der Regelung in § 116 Abs. 1 SGB V um eine Kann-Vorschrift, sodass es – cum grano salis – kein Recht auf Ermächtigung gibt.

Die Ermächtigung ist an dem Vorliegen von Voraussetzungen gebunden. Diese Voraussetzungen ergeben sich durch Satz 2 des § 116 SGB V:

»Die Ermächtigung ist zu erteilen, soweit und solange eine ausreichende ärztliche Versorgung der Versicherten ohne die besonderen Untersuchungs- und Behandlungsmethoden oder Kenntnisse von hierfür geeigneten Ärzten der in Satz 1 genannten Einrichtungen nicht sichergestellt wird.«

Der Vorrang der Versorgung durch Vertragsärzte kommt hier zum Ausdruck. Eine persönliche Ermächtigung eines Krankenhausarztes darf nur dann erteilt werden, wenn die Versorgung durch die Vertragsärzte nicht sichergestellt ist. Kann die Versorgung durch Vertragsärzte sichergestellt werden, dann ist keine Ermächtigung zu erteilen. Das gilt auch für Folgeermächtigungen. Kann nach einer erteilten Ermächtigung die Versorgung der Bevölkerung durch Vertragsärzte sichergestellt werden, dann darf eine Ermächtigung nicht verlängert werden. Es gilt der Vorrang der Zulassung vor der Ermächtigung. Die Krankenhausärzte schließen durch ihre persönliche Ermächtigung ausschließlich Versorgungslücken.

Daraus leitet sich eine der Aufgaben des Zulassungsausschusses ab. Bevor eine Ermächtigung erteilt werden darf, muss er eine Bedarfserhebung für die im Ermächtigungsantrag genannten Leistungen durchführen. Diese Bedarfserhebung erfolgt zunächst in einer Bedarfsumfrage bei den Vertragsärzten. Hierzu erfolgt eine Abfrage bei den von der persönlichen Ermächtigung betroffenen Vertragsärzten. Diese werden gefragt, ob es einen Bedarf für eine Ermächtigung gäbe. Die Ergebnisse der Befragung sind bei dem Beschluss über die Erteilung einer Ermächtigung zu berücksichtigen.

Bei der Auswahl der von der Ermächtigung betroffenen Fachärzte ist der Zulassungsausschuss nicht frei. Es müssen die Gebietsärzte befragt werden. »*Auf den Bedarf in Teilgebieten ist nicht gesondert abzustellen. Das beruht darauf, dass … nach ärztlichem Berufsrecht Ärzte mit Gebietsbezeichnungen alle Leistungen ihres Gebietes erbringen dürfen, auch wenn es sich um solche handelt, die in ein Teilgebiet des Fachgebietes fallen. Selbst wenn man … bei der Prüfung der Versorgungslücke die Teilgebiete zugrunde legen würde, dürften bei der Ermittlung des Bedarfs nicht nur die Ärzte berücksichtigt werden, die die entsprechende Teilgebietsbezeichnung zu führen berechtigt sind bzw. führen; es wären vielmehr alle Gebietsärzte, deren Gebiet das Teilgebiet zugeordnet ist, einzubeziehen.*« (Urteil des Bundessozialgerichts vom 14.07.1993, Az. 6 RKa 71–91).

Bei der Ermittlung des Bedarfs ist der Zulassungsausschuss ebenfalls nicht frei. Hier haben die Sozialgerichte Kriterien entwickelt, wie die Prüfung auszusehen habe. »*Grundsätzlich dürfen sich die Ermittlungen nicht in Umfragen erschöpfen. Hintergrund hierfür ist, dass die Antworten der befragten und eventuell konkurrierenden Ärzte von einer individuellen Interessenlage geprägt sind … Gefordert wird deshalb grundsätzlich eine Objektivierung auch anhand von sogenannten Anzahlstatistiken*« (Bescheid des Sozialgerichtes München vom 07.01.2020, Az. S 38 KA 972/15).

Darüber hinaus können auch sachverständiger Zeugen befragt werden, die dem Zulassungsausschuss Auskünfte über die Versorgungssituation und einen möglichen Bedarf für eine Ermächtigung geben können.

Die Vorrangstellung der Zulassung als Vertragsarzt vor der Ermächtigung eines Krankenhausarztes wird auch durch die Wünsche von Versicherten, deren Angehörigen oder auf die Befürwortung durch überweisungswillige Ärzte oder durch

Krankenkassen nicht aufgehoben (vgl. Urteil des Bundessozialgerichts vom 12.09. 2001, Az. B 6 KA 86/00 R).

Gemäß § 96 Abs. 4 SGB V kann gegen die Entscheidungen des Zulassungsausschusses der Berufungsausschuss angerufen werden. Berechtigt dazu sind die am Verfahren beteiligten Ärzte und Einrichtungen, die Kassenärztlichen Vereinigungen und die Landesverbände der Krankenkassen sowie die Ersatzkassen.

Wird eine Antrag auf Ermächtigung nicht oder nur zum Teil letztendlich erteilt, so steht den Krankenhausärzten der Rechtsweg über die Sozialgerichte offen. Auf der anderen Seite können von der persönlichen Ermächtigung betroffene Ärzte ebenfalls den Rechtsweg beschreiten und die Ermächtigung anfechten.

1.2 Unterscheidung quantitativ-allgemeiner von qualitativ-spezieller Bedarf

Eine Versorgungslücke der vertragsärztlichen Versorgung durch niedergelassene Ärzte kann sich nach der ständigen Rechtsprechung der Sozialgerichte durch zwei unterschiedliche Wege ergeben:

- Es besteht ein Bedarf in quantitativ-allgemeiner Hinsicht oder
- es gibt einen qualitativ-speziellen Bedarf.

Ein Bedarf in **quantitativ-allgemeiner Hinsicht** besteht dann, wenn für das jeweilige Fachgebiet keine ausreichende Zahl von Ärzten für die ambulante Versorgung zur Verfügung steht. Geprüft, ob ein Bedarf vorliegt, wird auf der Grundlage der Sollzahlen des für den Planungsbereich maßgebenden Bedarfsplans. Der Bedarfsplan ergibt sich aufgrund der Bedarfsplanungs-Richtlinie des Gemeinsamen Bundesausschusses (G-BA). Liegt nach diesen Richtlinien eine Überversorgung vor, kann eine Ermächtigung nicht aus quantitativ-allgemeinen Gründen erteilt werden. Die Ermächtigungen werden lediglich befristet erteilt, um eine solche Überversorgung zeitnah feststellen zu können und, falls erforderlich, eine Folgeermächtigung zu verweigern.

Ein **qualitativ-spezieller Bedarf** entsteht dann, wenn ein Krankenhausarzt besondere, für eine ausreichende Versorgung notwendige Untersuchungs- und Behandlungsmethoden anbietet oder über Kenntnisse verfügt, die von den niedergelassenen Ärzten nicht bzw. nicht im erforderlichen Umfang erbracht werden. Eine solcher Bedarf kann auch dann vorliegen, wenn im Planungsbereich der Vertragsärzte eine absolut ausreichende Anzahl von Vertragsärzten vorliegt (Wigge u.a. 2018).

Allerdings: »*Die besonderen Kenntnisse und Erfahrungen eines Krankenhausarztes reichen für sich allein nicht aus, um eine Ermächtigung zur vertragsärztlichen Versorgung zu rechtfertigen. Für die vertragsärztliche Versorgung können diese speziellen Kenntnisse und Erfahrungen erst von Bedeutung sein, wenn sie sich in einem besonderen Leistungsangebot niederschlagen. Es muss sich dabei um Leistungen handeln, die im Rahmen einer ausreichenden ambulanten ärztlichen Versorgung benötigt und von den niedergelassenen Ärzten nicht oder nicht ausreichend angeboten werden«* (Beschluss des Sozialgerichts Marburg vom 31.03.2006, Az. S 12 KA 341/06 ER)

Vorab geklärt werden muss im Fall des qualitativ-speziellen Bedarfs die Festlegung des räumlichen Versorgungsgebietes, unter Zugrundelegung dessen die Frage der Sicherstellung zu prüfen ist. »*Die Bestimmung des maßgeblichen räumlichen Gebietes, das der Prüfung eines Versorgungsbedarfs im Sinne des § 116 SGB V zugrunde zu legen ist, bewegt sich im Spannungsfeld divergierender Interessen. Einerseits ist den Versicherten grundsätzlich an einer möglichst wohnortnahen Versorgung gelegen; von diesem Standpunkt aus wären Behandlungskapazitäten außerhalb des Planungsbereichs nicht in die Betrachtung mit einzubeziehen. Andererseits spricht das öffentliche Interesse an einer (sachgerechten) Limitierung der an der vertragsärztlichen Versorgung teilnehmenden Ärzte, wie es insbesondere in den Bestimmungen der §§ 99ff. SGB V zum Ausdruck kommt, dafür, dass einem Ermächtigungsbegehren auch außerhalb des Planungsbereiches vorhandene Behandlungskapazitäten bei niedergelassenen Ärzten entgegengehalten werden können. Im gleichen Sinne würde sich eine etwa gebotene Berücksichtigung des Interesses der nieder-gelassenen Vertragsärzte auswirken, wonach ihr Tätigkeitsfeld (und damit in Anbetracht der budgetierten Gesamtvergütungszahlungen auch ihre Verdienstmöglichkeiten) möglichst wenig durch ermächtigte Krankenhausärzte eingeengt werden soll.*« (Urteil des Landessozialgerichtes Niedersachsen-Bremen vom 09.02.2005, Az. L 3 KA 253/02)

Bei der Prüfung der Bedarfssituation können auch die Umstände des Einzelfalles wie Art und Umfang der Inanspruchnahme der Leistungserbringer, Umfang und räumliche Verteilung der Nachfrage aufgrund der vorhandenen Verkehrsanbindungen eine Rolle spielen. Aber die Zulassungsausschüsse verfügen über einen Beurteilungsspielraum, der sich gerichtlicher Kontrolle entzieht. »*Entsprechend ist die gerichtliche Prüfung reduziert auf die Einhaltung eines fairen Verfahrens, Richtigkeit und Vollständigkeit der Ermittlung des Sachverhaltes, die Einhaltung der Grenzen des durch Auslegung zu ermittelnden Inhalts des unbestimmten Rechtsbegriffs und die Nachvollziehbarkeit der Begründungserwägungen. Es ist dagegen nicht Aufgabe der Rechtsprechung, ihre eigenen Erwägungen an die Stelle der Entscheidung des Beklagten zu setzen«* (Urteil des Landessozialgerichtes der Länder Berlin und Brandenburg vom 07.09.2017, Az. L 24 KA 54/16).

Hintergrund der eingeschränkten Kontrollmöglichkeit durch die Gerichte ist, dass die »nicht sichergestellte ärztliche Versorgung« ein unbestimmter Rechtsbegriff ist, der auslegungsbedürftig ist. Die Auslegung erfolgt durch den Zulassungsausschuss, der nur an die genannten Kriterien gebunden ist.

2 Voraussetzungen für die persönliche Ermächtigung von Krankenhausärzten

In der sich ständig weiterentwickelnden Landschaft des Gesundheitswesens spielen Ermächtigungen eine wesentliche Rolle, da sie es Krankenhäusern und spezialisierten Ärzten ermöglichen, ambulante Leistungen im Rahmen der vertragsärztlichen Versorgung anzubieten. Dies ist besonders wichtig, um auf spezifische medizinische Bedürfnisse seitens der Patienten zu reagieren und eine umfassende medizinische Versorgung sicherzustellen. Dieses Kapitel bietet einen Einblick in die Bedeutung, den Prozess und die spezifischen Voraussetzungen, die für die Erteilung von Ermächtigungen an Krankenhausärzte erforderlich sind.

2.1 Definition der Ermächtigung

Eine Ermächtigung ist eine offizielle Berechtigung, die es Krankenhausärzten ermöglicht, ambulante medizinische Leistungen im Rahmen der gesetzlichen Krankenversicherung (GKV) anzubieten. Sie wird vom Zulassungsausschuss erteilt und ist entscheidend, damit die erbrachten Leistungen durchgeführt, über die Kassenärztlichen Vereinigungen abgerechnet und von den Krankenkassen erstattet werden können. Die Ermächtigung dient als Brücke zwischen stationärer Krankenhausversorgung und ambulanter medizinischer Betreuung, wobei sie den Zugang zu spezialisierten medizinischen Leistungen erweitert, die häufig außerhalb der Kapazitäten einer normalen Arztpraxis liegen und daher regulär im niedergelassenen Bereich nicht angeboten werden oder nicht angeboten werden können.

Eine Ermächtigung stellt eine zentrale Säule der Krankenhäuser dar, da sie Krankenhausärzten die Möglichkeit bietet, ambulante Leistungen im Rahmen der GKV zu erbringen. Die Genehmigung hierfür wird vom Zulassungsausschuss erteilt.

Die Ermächtigung ermöglicht es den Krankenhäusern, direkt in die ambulante Versorgung einzugreifen, was besonders wichtig ist, wenn spezialisierte medizinische Leistungen benötigt werden, die in der Regel nicht von niedergelassenen Ärzten angeboten werden. Dies erweitert das traditionelle Leistungsspektrum von Krankenhäusern erheblich und ermöglicht eine spezialisierte Versorgung, die ohne die Ermächtigung nicht zugänglich wäre. Durch die Ermächtigung können ambulante Patienten spezialisierte Behandlungen erhalten und zugleich die umfassenden Ressourcen eines Krankenhauses nutzen, was durch die integrierte und spezialisierte Behandlung innerhalb des GKV-Systems ermöglicht wird.

Die Ermächtigung hat sowohl für die medizinischen Fachkräfte als auch für die Patienten eine große Bedeutung:

Die Bedeutung der Ermächtigung erstreckt sich weit über die reine Erweiterung des medizinischen Angebots hinaus. Für Krankenhausärzte bietet sie die Möglichkeit, ihre Expertise einem breiteren Patientenkreis anzubieten und dabei von den Strukturen und Ressourcen des Krankenhauses unterstützt zu werden. Sie fördert die fachliche Weiterentwicklung der Ärzte durch die Herausforderungen und die Vielfalt der ambulanten Fälle, die sie behandeln. Zudem stärkt sie die fachübergreifende Zusammenarbeit zwischen Krankenhäusern und niedergelassenen Ärzten, indem sie eine kontinuierliche und koordinierte Patientenversorgung zwischen verschiedenen medizinischen Disziplinen und Versorgungssektoren fördert.

Für die Patienten bedeutet die Ermächtigung eine erhebliche Erweiterung der Zugänglichkeit und Verfügbarkeit qualifizierter medizinischer Versorgung. Sie können von der hochqualifizierten Fachkompetenz der Krankenhausärzte profitieren, ohne auf die Annehmlichkeiten und die zugängliche Lage einer ambulanten Praxis verzichten zu müssen. Dies ist besonders wichtig für Patienten mit speziellen oder komplexen medizinischen Bedürfnissen, die möglicherweise spezialisierte Diagnosen oder Therapien benötigen, die über das gewöhnliche Angebot einer Standardpraxis hinausgehen.

Zusammenfassend kann man sagen, dass Ermächtigungen

1. **die Versorgung verbessern:** Durch Ermächtigungen wird die ambulante Versorgung verbessert, da spezialisierte Leistungen zugänglich gemacht werden.
2. **die Wartezeiten verkürzen können:** Patienten haben unter Umständen durch ermächtigte Ärzte kürzere Wartezeiten für spezialisierte Behandlungen.
3. **eine hohe Behandlungsqualität sicherstellen können:** Die Qualität der medizinischen Versorgung wird durch die Expertise der ermächtigten Ärzte erhöht.
4. **Abrechnungssicherheit schaffen:** Ermächtigte Ärzte können ihre Leistungen über die gesetzlichen Krankenkassen bzw. über die jeweilige Kassenärztliche Vereinigung abrechnen.

Zudem ist es wichtig zu betonen, dass Krankenhäuser und generell Ärzte keine Gratisleistungen erbringen dürfen. Die Erbringung unentgeltlicher medizinischer Leistungen stellt einen Verstoß gegen die Berufsordnung für Ärzte sowie gegen das Gesetz gegen den unlauteren Wettbewerb dar. Dies gewährleistet, dass alle medizinischen Leistungen unter fairen und transparenten Bedingungen angeboten werden und dass die wirtschaftlichen Interessen sowohl der Patienten als auch der Leistungserbringer angemessen geschützt sind.

Die Ermächtigung bietet hierbei eine wichtige Abrechnungssicherheit für Krankenhäuser, durchgeführte Sprechstunden über die gesetzlichen Krankenkassen bzw. über die jeweilige Kassenärztliche Vereinigung abzurechnen.

2.2 Was ist bei der Erlangung einer Ermächtigung zu beachten

Der Weg zur Ermächtigung kann mit einigen Herausforderungen verbunden sein, darunter:

Bürokratische Hürden

Der Antragstellungsprozess kann komplex und zeitaufwendig sein. Eine sorgfältige Vorbereitung und das Verständnis der Anforderungen sind entscheidend. In diesem Antrag müssen neben entsprechenden Begründungen auch die EBM-Leistungsziffern, die abgerechnet werden sollen, mit aufgeführt werden.

Bei einem Neuantrag oder einem erneuten Antrag für eine Ermächtigung muss ein umfangreiches Dokument ausgefüllt werden. Bestandteile dieses Dokumentes sind u. a. folgende Angaben, hier beispielhaft von der Kassenärztlichen Vereinigung Westfalen Lippe übernommen:

- Angaben zum Antragsteller
  Hier sind nicht nur der vollständige Name, Geburtsdatum, Anschrift, Geschlecht, Staatsangehörigkeit und der Titel, sondern auch die Facharztbezeichnung anzugeben.
- Auszug aus dem Arztregister der Kassenärztlichen Vereinigung, aus dem der Tag der Approbation, der Tag der Eintragung in das Arztregister und gegebenenfalls der Tag der Anerkennung des Rechts zum Führen einer bestimmten Facharzt-, Schwerpunkt- oder Zusatzbezeichnung hervorgehen müssen
- Name und Anschrift des Krankenhauses, wo der Arzt beschäftigt ist
- Art der Ermächtigung:
  - Ermächtigung nach § 31 Ärzte-ZV zur Erbringung der nachstehend aufgeführten Leistungen
  - Ermächtigung nach § 73 Abs. 2 Nr. 13 SGB V nach den Richtlinien zum Zweitmeinungsverfahren
  - Ermächtigung zur Erbringung der nachstehend aufgeführten Leistungen
- Angaben zum Umfang der beantragten Ermächtigung:
  - Zeitpunkt, ab der die Ermächtigung gelten soll
  - Leistungsbezeichnung des EBM und Gebührenordnungspositionen
  - Antragsbegründung, die enthalten soll, weshalb die beantragte Ermächtigung im Hinblick auf eine ausreichende Versorgung der Versicherten notwendig ist
- Angaben zur ärztlichen Tätigkeit
  - Datum und Ort des Staatsexamens, der Approbation, der Berufserlaubnis und ggf. der Promotion
  - Datum und genaue Bezeichnung der Facharztanerkennung, der Schwerpunktbezeichnung und der besonderen Fachkunde
  - Angaben über die ärztliche Tätigkeit vom Zeitpunkt der Approbation bis zum Tag der Antragstellung

- Erklärung über die Verpflichtung zur persönlichen Leistungserbringung
  Hier erfolgt eine Aufklärung über die Grundsätze und Regeln der persönlichen Leistungserbringung. Dazu zählen u. a.:
  - Hinweis darauf, dass die in dem Ermächtigungsbeschluss bestimmte vertragsärztliche Tätigkeit persönlich auszuüben ist
  - Die Vertreterregelung, dass bei Krankheit, Urlaub oder Teilnahme an ärztlicher Fortbildung oder an einer Wehrübung sich der ermächtigte Arzt innerhalb von 12 Monaten bis zur Dauer von 3 Monaten vertreten lassen kann. Es besteht keine Befugnis, dass der im stationären Bereich zuständige Vertreter den ermächtigten Krankenhausarzt auch bei seiner vertragsärztlichen Tätigkeit vertritt.
  - Hinweis darauf, dass bei Verstößen gegen diese Grundsätze die Kassenärztliche Vereinigung zur sachlich-rechnerischen Berichtigung der abgerechneten Leistungen verpflichtet ist
  - Der antragstellende Arzt versichert, dass er von diesen Verpflichtungen Kenntnis genommen habe und sie in der Ausübung der Tätigkeit im Rahmen des Ermächtigungsbeschlusses beachten werde.

Nachweis des Bedarfs

Die Bedarfsprüfung durch die KV kann mitunter herausfordernd sein. Es ist wichtig, detaillierte und überzeugende Informationen über die Notwendigkeit der beantragten Leistungen bereitzustellen.

Befristete Genehmigungen

Ermächtigungen sind oft zeitlich befristet. Es ist wichtig, rechtzeitig eine Verlängerung zu beantragen und die fortlaufende Notwendigkeit der Leistungen nachzuweisen, um nicht die Genehmigung für die Ermächtigung zu verlieren.

2.3 Bedingungen für die persönliche Ermächtigung von Krankenhausärzten

Um als Krankenhausarzt eine persönliche Ermächtigung zur Teilnahme an der vertragsärztlichen Versorgung zu erhalten, müssen mehrere Voraussetzungen erfüllt sein. Diese umfassen beispielsweise rechtliche, fachliche und organisatorische Anforderungen, die sicherstellen, dass nur qualifizierte Ärzte in die ambulante Versorgung eingebunden werden.

2.3.1 Approbation

Die Approbation ist die grundlegende Voraussetzung für die Ausübung des ärztlichen Berufs in Deutschland. Sie bestätigt, dass der Arzt die notwendige Ausbildung erfolgreich abgeschlossen hat und berechtigt ist, als Arzt tätig zu sein. Ein Arzt erhält die Approbation nach dem erfolgreichen Abschluss des Studiums der Humanmedizin und einer bestandenen staatlichen Prüfung. Die Approbation wird gemäß der Bundesärzteordnung (BÄO) erteilt und stellt sicher, dass der Arzt die rechtlichen und fachlichen Voraussetzungen zur Ausübung des Arztberufs erfüllt.

2.3.2 Abgeschlossene Facharztweiterbildung

Neben der Approbation muss der Arzt eine abgeschlossene Facharztweiterbildung nachweisen. Diese Weiterbildung ist notwendig, um die speziellen Kenntnisse und Fähigkeiten in einem bestimmten medizinischen Fachgebiet zu erlangen. Die Facharztweiterbildung dauert je nach Fachgebiet zwischen fünf und sechs Jahren und umfasst sowohl theoretische als auch praktische Ausbildungsinhalte. Nach Abschluss der Weiterbildung muss der Arzt eine Facharztprüfung vor der zuständigen Ärztekammer bestehen. Das Bestehen dieser Prüfung wird durch ein Facharztdiplom dokumentiert.

2.3.3 Persönliche Eignung

Die persönliche Eignung umfasst sowohl fachliche als auch charakterliche Aspekte, die sicherstellen, dass der Arzt in der Lage ist, die Anforderungen der vertragsärztlichen Versorgung zu erfüllen.

- Die **fachliche Eignung:** Der Arzt muss nachweisen, dass er über die notwendigen fachlichen Kenntnisse und Fähigkeiten verfügt, um die spezifischen ambulanten Leistungen sicher und kompetent zu erbringen.
- Die **persönliche Eignung:** Sie umfasst die Zuverlässigkeit, das Verantwortungsbewusstsein und die Fähigkeit zur kollegialen Zusammenarbeit. Negative Aspekte wie Disziplinarverfahren oder Verstöße gegen ärztliche Berufspflichten können die persönliche Eignung beeinträchtigen.
- Die **Weiterbildung und Fortbildung:** Die kontinuierliche Weiterbildung ist ein wichtiger Bestandteil der persönlichen Eignung. Der Arzt muss regelmäßig an Fortbildungen teilnehmen, um sein Wissen und seine Fähigkeiten auf dem neuesten Stand zu halten.

2.3.4 Schriftliche Zustimmung des Klinikträgers

Die Ermächtigung eines Krankenhausarztes zur ambulanten Versorgung erfordert die schriftliche Zustimmung des Klinikträgers. Diese Zustimmung stellt sicher, dass die Ermächtigung in Einklang mit den organisatorischen und betrieblichen Anforderungen des Krankenhauses steht.

Die Zustimmung des Klinikträgers muss schriftlich erfolgen und den Antrag auf Ermächtigung unterstützen. Sie sollte detaillierte Informationen über die geplanten ambulanten Tätigkeiten und deren Integration in den Krankenhausbetrieb enthalten.

Die Zustimmung des Klinikträgers ist wichtig, da sie sicherstellt, dass die Ermächtigung nicht zu Konflikten mit den stationären Aufgaben des Krankenhauses führt und die notwendigen Ressourcen zur Verfügung stehen.

2.3.5 Antrag beim zuständigen Zulassungsausschuss

Der Prozess der Antragstellung für eine Ermächtigung ist klar strukturiert und umfasst mehrere Schritte:

Vorbereitung des Antrags

Die Vorbereitung des Antrags beginnt mit dem Sammeln aller notwendigen Dokumente und Nachweise. Hierzu gehören:

- Facharztzeugnisse
- Fortbildungsnachweise
- Nachweise von besonderen Fähigkeiten für genehmigungspflichtige Leistungen
- Berufserfahrung
- Beschreibung der geplanten Leistungen, unter Angabe der Leistungsziffern aus dem einheitlichen Bewertungsmaßstab (EBM) und ggf. auch unter Angabe notwendiger ICD-Kodes

Details zur Antragstellung

Der formelle Antrag auf Ermächtigung muss beim zuständigen Zulassungsausschuss der Kassenärztlichen Vereinigung (KV) gestellt werden. Dieser Ausschuss prüft den Antrag und entscheidet über die Erteilung der Ermächtigung.

Der Antrag wird bei der zuständigen KV eingereicht. Es ist wichtig, dass der Antrag vollständig und korrekt ausgefüllt ist, um Verzögerungen zu vermeiden. Die Anträge auf genehmigungspflichtige Leistungen sollten zeitnah mit eingereicht werden.

Die KV prüft den Antrag auf Vollständigkeit und Bedarf. Dies kann die Bewertung der aktuellen Versorgungssituation in der Region umfassen. Die KV prüft den Bedarf für die beantragten Leistungen und bewertet sie. Der Zulassungsausschuss prüft den Antrag umfassend. Dies kann die Einholung weiterer Stellungnahmen, insbesondere von niedergelassenen Ärzten oder Fachgesellschaften, umfassen.

Zustimmung der niedergelassenen Ärzte

Nach Einreichung des Antrags auf Ermächtigung muss der Zulassungsausschuss die Notwendigkeit der beantragten Leistungen prüfen und evaluieren. Hierzu werden die im Planungsbereich tätigen niedergelassenen Ärzte konsultiert, um festzustellen, ob diese die vom Antragssteller geforderten Leistungen bereits anbieten und ob ausreichende Kapazitäten vorhanden sind.

Auf Basis dieser Erhebungen entscheidet der Zulassungsausschuss über die Ermächtigung, sofern ein qualitativer oder quantitativer Bedarf festgestellt wird.

Die Ermächtigung wird hinsichtlich ihrer Dauer, ihres geografischen Geltungsbereichs und des Umfangs der genehmigten Leistungen limitiert. Es wird zudem festgelegt, ob der ermächtigte Arzt eigenständig oder nur auf Überweisung durch andere Ärzte tätig werden darf. Darüber hinaus wird festgelegt, welche Art der Überweisung im Rahmen der Ermächtigung notwendig ist und welche Fachärzte in die Ermächtigung überweisen können und dürfen.

Bei positiver Prüfung wird die Ermächtigung erteilt. Falls weitere Informationen benötigt werden, kann die KV zusätzliche Nachweise z. B. für genehmigungspflichtige Leistungen anfordern.

Nachdem der Zulassungsausschuss der Ermächtigung zugestimmt hat, wird der Arzt schriftlich über die Ermächtigung informiert. Ab diesem Zeitpunkt kann der ermächtigte Arzt die in der Ermächtigung festgelegten Leistungen erbringen und zu Lasten der KV abrechnen.

Wichtig hierbei ist, dass **keine Leistungen vor dem Tag der Genehmigung durch die KV erbracht werden dürfen.** Erst mit dem Erhalt des Schreibens des Zulassungsausschusses mit der Genehmigung der Ermächtigung können und dürfen die Tätigkeit aufgenommen, Patienten behandelt und Leistungsziffern abgerechnet werden.

Bei positiver Bewertung der Unterlagen und Feststellung eines Bedarfs wird die Ermächtigung erteilt.

Die Ermächtigung ist in der Regel zeitlich befristet. Die Befristung kann variieren, je nach Bedarf und regionalen Gegebenheiten. In der Regel läuft eine Ermächtigung zwischen ein und drei Jahren und muss dann erneut beantragt werden.

Bei fortbestehendem Bedarf kann die Ermächtigung verlängert werden. Dazu muss der Antragsteller erneut nachweisen, dass die Ermächtigung weiterhin notwendig ist und er die Qualifikationen aufrechterhalten hat.

2.3.6 Widerspruch einlegen

Bei Ablehnung des Antrags hat der Arzt die Möglichkeit, Widerspruch einzulegen und gegebenenfalls rechtliche Schritte zu ergreifen.

Sollte ein Antrag auf Ermächtigung abgelehnt werden, besteht die Möglichkeit, innerhalb eines Monats Widerspruch gegen diese Entscheidung einzulegen. Der Widerspruch ist bei dem dafür eingerichteten Berufungsausschuss einzureichen. Der Berufungsausschuss setzt sich aus insgesamt sieben Mitgliedern zusammen:

- drei Vertreter der Ärzte,
- drei Vertreter der Krankenkassen und
- einem Vorsitzenden.

Der Vorsitzende des Ausschusses muss die Befähigung zum Richteramt besitzen und somit ein Volljurist sein. Diese Zusammensetzung stellt sicher, dass sowohl medizinische als auch juristische und wirtschaftliche Aspekte bei der Entscheidungsfindung berücksichtigt werden.

Ablauf des Widerspruchsverfahrens

Der Widerspruch muss schriftlich innerhalb von vier Wochen nach Zustellung des Ablehnungsbescheids erfolgen. Hierbei sind die Gründe für den Widerspruch detailliert darzulegen und gegebenenfalls ergänzende Unterlagen beizufügen, die die Notwendigkeit der Ermächtigung belegen.

Nach Eingang des Widerspruchs wird dieser zunächst einer formellen Prüfung unterzogen, um sicherzustellen, dass alle notwendigen Angaben und Unterlagen vollständig sind. Anschließend wird der Widerspruch inhaltlich geprüft.

Der Berufungsausschuss kann eine mündliche Anhörung anberaumen, bei der sowohl der Antragsteller als auch Vertreter der ablehnenden Stelle gehört werden. In dieser Anhörung können weitere Argumente und Beweise vorgebracht werden.

Nach Abschluss der Anhörung und Prüfung aller Unterlagen entscheidet der Ausschuss über den Widerspruch.

Die Entscheidung des Berufungsausschusses wird dem Antragsteller schriftlich mitgeteilt. Sollte der Widerspruch erfolgreich sein, wird der Antrag auf Ermächtigung bewilligt. Im Falle einer erneuten Ablehnung können weitere Rechtsmittel, wie eine Klage vor dem Sozialgericht, in Betracht gezogen werden.

Wichtige Aspekte beim Einlegen eines Widerspruchs

Wichtig ist die Einhaltung der Fristen! Der Widerspruch muss innerhalb der gesetzlichen Frist von 4 Wochen eingereicht werden, um die Rechte des Antragsstellers zu wahren. Es sollte sichergestellt werden, dass alle relevanten Dokumente und Nachweise dem Widerspruch beigefügt sind.

Eine detaillierte und nachvollziehbare Begründung des Widerspruchs erhöht die Chancen auf eine positive Entscheidung. Hierbei kann es hilfreich sein, sich juristischen Rat einzuholen. Der Widerspruchsprozess bietet somit eine wichtige Möglichkeit, Entscheidungen zu überprüfen und gegebenenfalls zu revidieren, um eine faire und fundierte Beurteilung sicherzustellen.

3 Inhalt und Umfang der Ermächtigungen

3.1 Konkretisierung in der Zulassungsverordnung Ärzte

In § 116 SGB V wird das Recht des Zulassungsausschusses einer Kassenärztlichen Vereinigung (KV) normiert, Krankenhausärzte zur Teilnahme an der vertragsärztlichen Versorgung der Versicherten zu ermächtigen. Eine weitergehende Konkretisierung der Ermächtigungen findet dort nicht statt.

Diese Konkretisierung erfolgt in der Zulassungsverordnung für Vertragsärzte (Ärzte-ZV). Die Ärzte-ZV regelt die Teilnahme von Ärzten, psychologischen Psychotherapeuten und medizinischen Versorgungszentren an der ambulanten Versorgung gesetzlich krankenversicherter Patienten. Gemäß § 31a Abs. 3 i.V.m. § 31 Abs. 7 Ärzte-ZV gilt Folgendes:

> *»Die Ermächtigung ist zeitlich, räumlich und ihrem Umfang nach zu bestimmen. In dem Ermächtigungsbeschluss ist auch auszusprechen, ob der ermächtigte Arzt unmittelbar oder auf Überweisung in Anspruch genommen werden kann.«*

Damit müssen in einer Ermächtigung folgende Punkte enthalten sein:

- Zeitlicher Rahmen
- Räumliche Begrenzung
- Inhaltlicher Umfang der Ermächtigung
- Überweisungsfilter

Ein weiterer Punkt, der in diesem Zusammenhang zu klären ist, stellt die sogenannte Überweisungsbefugnis dar. Diese ist in § 24 Abs. 2 Satz 4 Bundesmantelvertrag Ärzte (BMV-Ä) geregelt. Dort heißt es:

> *»Überweisungen durch ermächtigte ärztlich geleitete Einrichtungen und ermächtigte Ärzte sind zulässig, soweit die Ermächtigung dies vorsieht; in der Ermächtigung sind die von der Überweisungsbefugnis umfassten Leistungen festzulegen.«*

3.2 Zeitlicher Rahmen der Ermächtigung

Die Ärzte-ZV legt zwar fest, dass die persönliche Ermächtigung zeitlich zu begrenzen sei, sagt aber nichts über die Zeitdauer aus.

Die Zulassungsausschüsse haben somit einen Beurteilungsspielraum bei der Länge der zeitlichen Begrenzung. In der Praxis werden Ermächtigungen regelmäßig auf zwei Jahre befristet. Die Frist von zwei Jahren wird häufig damit begründet, dass auf der einen Seite ein angemessener Zeitraum für eine Anpassung an Veränderungen in der Versorgungslage, z. B. durch die Niederlassung von weiteren Ärzten, möglich sein muss. Auf der anderen Seite muss den ermächtigten Ärzten für einen gewissen Zeitraum Planungssicherheit für die Ausübung einer vertragsärztlichen Tätigkeit gewährt werden.

Die Formulierungen für die Fristsetzung in der Ermächtigung lauten dann beispielsweise so:

- »Die Ermächtigung wird befristet bis 31.03.2026 …«
- »Die bis zum 31.03.2026 befristete Ermächtigung …«
- »… wird mit Wirkung ab 01.04.2024 befristet bis zum 31.03.2026 …«

Bei einer Verlängerung einer schon bestehenden Ermächtigung wird beispielsweise folgende Formulierung verwendet:

- »… die Ermächtigung wird gemäß § 31a Abs. 1 Nr. 1 Ärzte-ZV mit Wirkung vom 01.04.2024 im bisherigen Umfang erneuert. Die Ermächtigung endet am 31.03.2026, sofern sie nicht auf Antrag des ermächtigten Arztes erneuert wird.«

Wie aus dem letzten Beispiel hervorgeht, werden Ermächtigungen nicht automatisch verlängert. Für eine Verlängerung der Ermächtigung ist stets eine neue Antragstellung notwendig.

Für das Verfahren wird gemäß § 46 Ärzte-ZV eine Gebühr von 120 Euro fällig. Ergeht ein positiver Beschluss des Zulassungsausschusses zu einem Antrag auf Ermächtigung, wird eine Gebühr von 400 Euro fällig.

Eine besondere Form der zeitlichen Befristung besteht darin, dass die Ermächtigung erlischt, wenn der ermächtigte Arzt aus dem Krankenhaus, für das er tätig ist, ausscheidet. In den Ermächtigungen steht dazu i. d. R. folgende Formulierung:

»Die Ermächtigung erlischt automatisch zuvor, wenn der ermächtigte Arzt seine Tätigkeit an der Musterklinik in Musterhausen beenden sollte.«

Diese Formulierung greift nicht nur, wenn der Arzt seinen Arbeitgeber wechselt, sondern auch bei einem altersbedingten Ausscheiden aus dem Krankenhaus. In § 116 SGB V heißt es explizit:

> *»Ärzte, die in einem Krankenhaus … tätig sind, können … vom Zulassungsausschuss (§ 96) zur Teilnahme an der vertragsärztlichen Versorgung der Versicherten ermächtigt werden.«*

Mit Beginn des Bezuges von Rente oder Pension endet die Tätigkeit im Krankenhaus. Damit liegen auch die Voraussetzungen für eine Ermächtigung nicht mehr vor. Die Ermächtigung endet somit mit dem altersbedingten Ausscheiden und dem Bezug von Rentenleistungen.

3.3 Räumliche Begrenzung der Ermächtigung

Eine Ermächtigung ist auch räumlich zu bestimmen. Daher sind Ermächtigungen immer genau räumlich definiert.

Eine räumliche Begrenzung findet in der Art statt, dass die Ermächtigung an die Betriebsstätte, in der der ermächtigte Arzt tätig ist, gebunden ist.

Die Formulierungen in der Ermächtigung lauten dann beispielsweise so:

- »Aufgrund des am 28.10.2024 gestellten Antrages des Herrn Dr. med. Peter Mustermann, Facharzt für Innere Medizin und Kardiologie und Chefarzt der Abteilung für Innere Medizin am St. Mustermannkrankenhaus in 99999 Musterstadt, Hauptstraße 8 …«
- »Frau Dr. med. Gerda Mustermann, Fachärztin für Chirurgie und Viszeralchirurgie, wird als Chefärztin der Klinik für Allgemein- und Viszeralchirurgie am St. Mustermannkrankenhaus, Musterstadt, Landkreis Musterkreis, zur Teilnahme an der vertragsärztlichen Versorgung ermächtigt. Die Ermächtigung wird im Krankenhaus ausgeübt.«

Durch die genaue Bezeichnung des Ortes der Ermächtigung ist eine Leistungserbringung beispielsweise an einem anderen Standort (»Betriebsstätte«) des Krankenhauses nicht erlaubt.

Andere räumliche Begrenzungen ergeben sich aus der Ermächtigung, wie im nachstehenden Beispiel:

- »Die Leistungserbringung erfolgt am Standort der Praxis Dres. med. Müller/Meier/Schmitz in Musterstadt.«
  Hier kann der ermächtigte Krankenhausarzt seine Tätigkeit nur in der Praxis der genannten Vertragsärzte ausüben.
  Die Ermächtigung erlischt automatisch zuvor, wenn die Tätigkeit des ermächtigten Arztes an der in dem Ermächtigungsbeschluss genannten Einrichtung endet.

Die Formulierung könnte damit auch so lauten:

- »Die Ermächtigung erlischt automatisch zuvor, wenn Frau Dr. med. Gerda Mustermann ihre Tätigkeit am St. Mustermannkrankenhaus in 99999 in Musterstadt, Hauptstraße 8 beenden sollte.«
  Für das Ende der Ermächtigung spielt es keine Rolle, ob die ermächtigte Ärztin das Krankenhaus wechselt oder ob sie in den Ruhestand geht.

3.4 Umfang der Ermächtigung

Gemäß Ärzte-ZV ist die Ermächtigung auch ihrem Umfang nach zu bestimmen. Diese Bestimmung kann mehrere Ebenen beinhalten.

Auf **einer ersten Ebene** werden die Bedingungen, unter denen die ermächtigten Leistungen erbracht werden können, festgelegt. Hier sind vor allem die folgenden Bedingungen gemeint:

1. Konsiliarische Beratung eines niedergelassenen Arztes
2. Durchführung besonderer Untersuchungsmethoden
3. Durchführung der Leistungen anhand der Definition der Gebührenordnungspositionen
4. Ambulante Nachbehandlung

Im Folgenden sollen diese Bedingungen etwas genauer betrachtet werden.

Konsiliarische Beratung eines niedergelassenen Arztes

Die konsiliarische Beratung verweist auf § 24 Abs. 7 Nr. 2 BMV-Ä: »*Die Überweisung zur Konsiliaruntersuchung erfolgt ausschließlich zur Erbringung diagnostischer Leistungen.*« Das bedeutet, dass im Rahmen der Ermächtigung nur diagnostische, nicht aber therapeutische Leistungen erbracht werden dürfen. Der Ermächtigungskatalog sieht dann z. B. wie folgt aus:

- Konsiliarische Beratung eines niedergelassenen Arztes. Abzurechnen nach den Gebührenordnungsziffern 24210 bis 24212 EBM.
- Durchführung der diagnostischen Endoskopie der weiblichen Genitalorgane auf Überweisung durch niedergelassene Frauenärzte
- Konsiliarische Beratung eines Vertragsarztes, ggf. einschließlich der hierzu erforderlichen Untersuchungen, beschränkt auf die Frage der Operationsindikation, unter Berücksichtigung der bereits erhobenen und mitgegebenen Befunde
- Untersuchungen zum Zwecke der Krankheitserkennung auf Überweisung

Durchführung besonderer Untersuchungs- und Behandlungsmethoden

Die Gründe für eine solche Formulierung in einer Ermächtigung sind in § 116 SGB V und in § 24 Abs. 4 BMV-Ä zu finden.

In § 116 SGB V findet sich die Begründung für die Tätigkeit von Krankenhausärzten in der vertragsärztlichen Versorgung. Dort heißt es:

> »*Die Ermächtigung ist zu erteilen, soweit und solange eine ausreichende ärztliche Versorgung der Versicherten ohne die besonderen Untersuchungs- und Behandlungsmethoden oder Kenntnisse von hierfür geeigneten Ärzten … nicht sichergestellt wird.*«

Die Ermächtigung ist damit gebunden an die besonderen Untersuchungs- und Behandlungsmethoden, die der Krankenhausarzt erbringen kann. Die Beschränkung in einer Ermächtigung auf »besondere Untersuchungsmethoden« indiziert, dass nur diagnostische und nicht therapeutische Behandlungen durch die Ermächtigung gedeckt sind.

In § 24 Abs. 4 BMV-Ärzte wird die fachgruppengleiche Überweisung u.a. nur erlaubt, bei der »*Inanspruchnahme besonderer Untersuchungs- und Behandlungsmethoden, die vom behandelnden Vertragsarzt nicht erbracht werden*« können. Der Ermächtigungskatalog sieht dann z.B. wie folgt aus:

- Besondere Untersuchungs- und Behandlungsmethoden begrenzt auf: Chemotherapie bei im Krankenhaus bereits stationär anbehandelten Patienten einschließlich der Leistung nach der Gebührenordnungsposition 08345 EBM
- Durchführung besonderer Untersuchungs- und Behandlungsmethoden auf Überweisung durch niedergelassene HNO-Ärzte eingeschränkt auf die Leistungen nach den Gebührenordnungspositionen 01321, 01436, 01600, 02340, 09311, 09314 …
- Durchführung besonderer Untersuchungsmethoden auf Überweisung durch niedergelassene Vertragsärzte, abzurechnen nach den Gebührenordnungspositionen 34442, 40110 und 40111

Ambulante Nachbehandlung

Eine Ermächtigung kann auch eine ambulante Nachbehandlung im Anschluss an eine stationäre Behandlung beinhalten. Hier sind jedoch in der Ermächtigung häufig Einschränkungen zu beobachten, die eine Behandlung während der nachstationären Behandlung gemäß § 115a SGB V ausschließen. Der Ermächtigungskatalog sieht dann z.B. wie folgt aus:

- Ambulante Nachbehandlung nach einer stationären Krankenhausbehandlung in der inneren Abteilung des entlassenen Krankenhauses, im Einvernehmen mit dem behandelnden niedergelassenen Vertragsarzt auf dessen namentliche Überweisung
- Ambulante Nachuntersuchung und Behandlung nach stationär durchgeführten Eingriffen, soweit es sich nicht um eine poststationäre Behandlung gemäß § 115a SGB V handelt. Die Daten der stationären und poststationären Behandlung sind bei der Abrechnung anzugeben.
- Auf Überweisung von Vertragsärzten: Ambulante Nachbehandlung vom 15. bis 42. Tag nach stationärem Krankenhausaufenthalt. Der Tag der Entlassung aus dem Krankenhaus ist auf dem Behandlungsausweis zu vermerken
- Ambulante Nachbehandlung nach einem stationären Krankenhausaufenthalt, begrenzt auf 6 Wochen nach der Entlassung aus dem Krankenhaus, mit Ausnahme der ersten 14 Tage nach dem stationären Aufenthalt (unter Beachtung des § 115a SGB V. Der Tag der Entlassung ist auf dem Behandlungsausweis zu vermerken.)

Auf **einer weiteren Ebene** kann die Ermächtigung inhaltlich begrenzt werden. Folgende Begrenzungen sind möglich:

- Nennung der ermächtigten Leistungen
- Nennung von Gebührenordnungsziffern des EBM
- Nennung von Diagnosen im Klartext bzw. anhand des ICD-Katalogs
- Nennung von operativen Verfahren gemäß OPS-Katalog.
- Nennung von Fachgebieten
- Nennung der zu behandelnden Personengruppen

Das sieht dann wie folgt aus:

Nennung der ermächtigten Leistung

Bei der Nennung der ermächtigten Leistung wird auf eine Nennung von EBM-Gebührenordnungspositionen verzichtet. Stattdessen wird die Leistung, die der ermächtigte Arzt erbringen kann, im Klartext genannt.

- Ermächtigt zur Durchführung von konsiliarischen Untersuchungen und Beratungen zur Abklärung des Weiteren diagnostischen und therapeutischen Vorgehens bei angiologischen Krankheitsbildern auf Überweisung durch zugelassene Vertragsärzte
- Durchführung von Kontrolluntersuchungen von frequenzadaptierten Herzschrittmachersystemen, Zwei- und Dreikammersystemen sowie von Ein-, Zwei- und Dreikammer-Defibrillatorsystemen innerhalb der ersten sechs Monate nach der Implantation auf Überweisung durch zugelassene Vertragsärzte. In zu begründeten Einzelfällen ist eine Ergometrie und/oder eine Echokardiographie abrechenbar.
- Langzeit-Impedanz-ph-Metrie des Ösophagus mit Sondeneinführung sowie hochauflösende Manometrie des Ösophagus mit Sondeneinführung
- Durchführung von Leistungen bei chronisch entzündlichen Darmerkrankungen mit für die entsprechende Erkrankung zugelassenen Medikamenten auf Überweisung durch zugelassene Vertragsärzte

Nennung von Gebührenordnungsziffern

Die ermächtigten Ärzte sind beschränkt auf die Erbringung der genannten Gebührenordnungsziffern – sofern sie bei genehmigungspflichtigen Leistungen die Voraussetzungen dafür erfüllen. Der Ermächtigungskatalog sieht dann z. B. wie folgt aus:

- Koloskopie (partiell, total), ggf. Polypektomie nach den GOP 13421 bis 13424 EBM
- Durchführung von Koloskopien der Krebsfrüherkennungs-Richtlinien nach den GOP 01741 und 01742 EBM
- Besondere Untersuchungs- und Behandlungsmethoden, begrenzt auf Durchführung und Auswertung von Kapselendoskopien nach GOP 13425, 13426 EBM

- Teilnahme an den multidisziplinären Fallkonferenzen im Rahmen der Früherkennung von Brustkrebs durch Mammographie-Screening gemäß § 21 Abs. 1 Anlage 9.2 BMV-Ä. Insoweit ist lediglich die Nummer 01758 abrechenbar.
- Gebührenordnungspositionen 02301, 02302, 02310, 06312, 06320, 06321, 06330 bis 06333, 06352 und 33000 EBM. Gebührenordnungsposition 06352 eingeschränkt auf operative Eingriffe am Auge

Es können nicht nur einzelne Gebührenordnungspositionen genannt werden, sondern auch abrechnungsfähige Kapitel des EBM:

- Leistungen des Kapitels II 2.3 des EBM mit Ausnahme der Gebührenordnungsposition 02342 EBM
- Leistungen des Kapitels III 7.3 des EBM mit Ausnahme der Gebührenordnungspositionen 07330 und 07345 EBM
- Laborleistungen des Kapitels 32.2 des EBM im Rahmen der Ermächtigung

Nennung von Diagnosen

Die Ermächtigung kann die Diagnosen nennen, bei der der ermächtigte Arzt tätig sein darf. Der ermächtigte Arzt darf dann auch nur solche Patienten behandeln, bei denen die Überweisungsdiagnose zu den Diagnosen gehört, die in seiner Ermächtigung enthalten ist. In der Ermächtigung finden sich dann z.B. folgende Formulierungen:

- Konsiliarische Beratung eines Vertragsarztes und erforderlichenfalls Untersuchung des überwiesenen Patienten unter Berücksichtigung der bereits erhobenen und mitgegebenen Befunde, begrenzt auf chronisch-entzündliche Darmerkrankungen, Divertikelkrankheit und Hepatitiden
- Untersuchungen zum Zwecke der Krankheitserkennung, eingeschränkt auf urodynamische Leistungen
- Arthrose des Handgelenkes, des distalen Radioulnargelenkes, der Handwurzel und der Fingergelenke
- Auf Überweisung durch zugelassene Ärzte der Gruppe der Chirurgen zur Durchführung von Beratungen und Untersuchungen bei Patienten mit folgenden Diagnosen:
  - Infiziertes Atherom (L72.0, L72.1, L72.2, L72.8, L72.9)
  - Glutealabszess (L02.3)
  - Hautabszess (L02.1, L02.2, L02.4, L02.8, L02.9)
- Durchführung besonderer Untersuchungs- und Behandlungsmethoden auf Überweisung durch niedergelassene Augenärzte bei Vorliegen folgender ICD-10-Diagnosen: C69.–, D18.0-, D21.0-, D22.–
- Durchführung besonderer Untersuchungs- und Behandlungsmethoden auf Überweisung durch niedergelassene Orthopäden und Chirurgen, eingeschränkt auf die ICD-10-Diagnosen: C41.2, C41.8, C79.5

Nennung von operativen Verfahren

Daneben finden sich in Ermächtigungen zum Teil auch die operativen Verfahren, die der ermächtigte Arzt im Rahmen seiner vertragsärztlichen Tätigkeit anwenden darf. Der ermächtigte Arzt darf keine anderen als die genannten Verfahren anwenden. In der Ermächtigung finden sich dann z. B. folgende Formulierungen:

- Durchführung von gynäkologischen Eingriffen auf Überweisung durch zugelassene Fachärzte für Frauenheilkunde und Geburtshilfe. In diesem Zusammenhang sind die Nummer 31301, 31302, 31303 EBM und nur folgende OPS-Kodes abrechenbar: 5-672.0, 5-675.0, 5-701.1, 5-702.1, 5-714.4 und 5-718.0.
- Die Ermächtigung wird eingeschränkt auf die OPS-Kodes 3-13d, 5-550.1, 5-550.6, 8-137.01, 8.138.

Eine Besonderheit stellt die Benennung eines OPS-Kodes dar, bei der eine Leistungserbringung nicht erfolgen darf:

- Die Gebührenordnungsposition 34286 EBM ist nicht abrechenbar bei dem folgenden OPS-Kode: 8-836.8e (Perkutane transluminale Gefäßintervention: Thrombektomie: Künstliche Gefäße).

Nennung von Fachgebieten

Selten finden sich in Ermächtigungen Begrenzungen auf Leistungen aus dem Fachgebiet, zu denen der ermächtigte Arzt gehört:

- Konsiliarische Beratung eines Arztes in der Behandlung unter Berücksichtigung der erhobenen und mitgegebenen Befunde, begrenzt auf den Bereich der Gefäßchirurgie und Phlebologie
- Durchführung von Leistungen des Schwerpunktes Pneumologie auf Überweisung durch zugelassene Fachärzte für Innere Medizin, Schwerpunkt Pneumologie, und zugelassene Fachärzte für Lungen- und Bronchialheilkunde

Eine weitere Ebene der inhaltlichen Begrenzung der Ermächtigung betrifft die konkrete Benennung des Ortes der Leistungserbringung oder der Nennung der Vertragsärzte, die an die ermächtigten Ärzte überweisen dürfen.

Nennung des Ortes der Leistungserbringung

Die Tätigkeit des ermächtigten Arztes ist i. d. R. begrenzt auf den Standort des Krankenhauses, an dem er tätig ist. Es gibt aber auch Konstellationen, wo eine Erweiterung sinnvoll ist. Das sieht dann etwa wie folgt aus:

- Die Ermächtigung zur Teilnahme an der vertragsärztlichen Versorgung von Frau Dr. med. Gerda Mustermann, Fachärztin für Anästhesiologie im Mustermannkrankenhaus in Musterstadt, wird ausgesprochen zur Teilnahme an der ver-

tragsärztlichen Versorgung zur Betreuung der Bewohner des Hospizes am Mustermannkrankenhaus.
- Ambulante neurologische Versorgung der Appalikerstation des Glückliche Zukunft Altenheims, Hauptstraße 5 in 99999 Musterstadt

Nennung der zu behandelnden Personengruppen

Die Ermächtigung kann beschränkt werden auf bestimmte Personengruppen. Beispiele sind u. a.:

- Unmittelbare und mittelbare vertragsärztliche Versorgung des Personals des Krankenhauses
- Durchführung besonderer Untersuchungsmethoden bei Kindern und Jugendlichen bis zum vollendeten 16. Lebensjahr
- Konsiliarische Beratung auf Überweisung eines niedergelassenen HNO-Arztes, eingeschränkt auf Patienten mit Tumorerkrankungen und Patienten mit Traumafolgen
- Die Ermächtigung ist eingeschränkt auf gehunfähige Patienten und schwerstkranke onkologische Patienten, letztere mit schriftlicher Begründung im Einzelfall.

Nennung der zur Überweisung berechtigten Vertragsärzte

Ermächtigte Ärzte dürfen im Regelfall nur auf Überweisung hin tätig werden. Dieser Überweisungsfilter kann noch stärker dadurch eingeschränkt werden, dass der Ermächtigungsbescheid auch die Namen der Vertragsärzte nennt, die an den ermächtigten Arzt überweisen dürfen. In einem solchen Fall darf der ermächtigte Arzt keine Patienten behandeln, die von anderen Vertragsärzten überwiesen werden. Das sieht dann wie folgt aus:

- Auf Überweisung durch Herrn Dr. med. Karl Mustermann oder Frau Dr. med. Petra Mustermann zur Durchführung folgender Leistungen des EBM: 33070, 33071 und 33075
- Durchführung ambulanter nuklearmedizinischer Leistungen auf Überweisung des am Mustermannkrankenhaus in 99999 Musterstadt ermächtigten Chefarztes Herrn Dr. Peter Mustermann (LANR: ...), sofern diese eine ergänzenden Untersuchung im Rahmen des eigenen Überweisungsauftrages benötigen
- Auf Überweisung des hausärztlich tätigen Facharztes für Innere Medizin in Musterstadt, Herrn Dr. med. Karl Mustermann, zur sonographischen Untersuchung der abdominellen Gefäße und/oder retroperitonealen Gefäße mittels Duplexverfahren nach den Nummern 33073 und 33075 EBM
- Ermächtigt zur Durchführung der kardiorespiratorischen Polysomnographie nach der Nummer 30901 EBM auf Überweisung durch zugelassene Ärzte, die berechtigt sind, Leistungen der Nummer 30900 EBM abzurechnen

Eine solche Einschränkung kann sich nicht nur auf die Nennung von Vertragsärzten, sondern auch auf Überweisungen von ermächtigten Ärzten beziehen. Das sieht dann so aus:

- Auf Überweisung der am Mustermannkrankenhaus zu ambulanten Operationen ermächtigten, in der Anlage benannten Krankenhausärzten im Rahmen der diesen Ärzten erteilten Ermächtigungen

In diesem Fall darf der ermächtigte Arzt von seinen am gleichen Krankenhaus tätigen Kollegen Überweisungen annehmen – unter der Voraussetzung, dass ihre Namen in seiner Ermächtigung genannt wurden und dass diese Ärzte nur Überweisungen ausstellen, die einen Bezug zu ihren Ermächtigungen haben.

Kombination von Nennungen

Möglich sind auch Kombinationen von Nennungen, bei denen eine Erbringung von Leistungen durch den ermächtigten Arzt erlaubt oder nicht erlaubt ist:

- Durchführung von Schrittmacherkontrollen als Auftragsleistungen nach den Gebührenordnungspositionen 01436, 01600, 01601, 13571, 13573, 13575, 13577, 40110, 40111 EBM auf Überweisung durch niedergelassene Vertragsärzte bei Vorliegen der Diagnosen Z95.0, I44.1, I42.0, I47.1, i49.5 und I49.9
- Durchführung von Auftragsleistungen auf Überweisung durch niedergelassene Urologen unter Angabe des ICD-Kodes G95.- in Verbindung mit G90.4-, abzurechnen nach den Gebührenordnungspositionen 01436, 01600 bis 01601, 02322, 40110 und 40111 EBM
- Gebührenordnungspositionen 09361 EBM nicht im Zusammenhang mit einer Parazentese (OPS 5-200.4), geschlossenen Repositionen einer Nasenbeinfraktur (OPS 5-216.0), Inzision am Zungenrand (OPS 5-250.0) und Inzision am Zungenkörper (OPS 5-250.1)

Eine **weitere Ebene** betrifft die zeitliche Begrenzung der Erbringung einer Leistung durch einen ermächtigten Arzt. Das sieht dann wie folgt aus:

- Konsiliarische Beratung auf Überweisung eines niedergelassenen HNO-Arztes und der am Mustermannkrankenhaus ermächtigten Ärzte, sofern die Ermächtigten eine ergänzende Untersuchung ihres eigenen Überweisungsauftrages benötigen, deren Erbringung aus medizinischer Notwendigkeit unmittelbar am selben Tag wie bei überweisenden Arzt zwingend erforderlich ist
- Ambulante Nachbehandlung nach einer stationären Krankenhausbehandlung …, längstens jedoch bis zum Ablauf von 3 Monaten nach Entlassung aus stationärer Behandlung

Eine besondere Form der Bestimmung des Umfangs einer Ermächtigung besteht darin, eine Fallzahlbegrenzung aufzuerlegen. Das bedeutet dann, dass nur eine bestimmte Anzahl von Patienten pro Quartal behandelt werden dürfen. In der Ermächtigung steht dann z. B. folgende Formulierung:

- Für die gesamte Ermächtigung gilt eine Fallzahlbegrenzung von 50 Patienten pro Quartal.
- Die Ermächtigung ist auf 435 Fälle pro Quartal begrenzt.

Die Fallzahlbeschränkung kann auch auf einzelne Leistungen beschränkt sein, sodass die Ermächtigung auf der einen Seite Leistungen enthält, die unbeschränkt erbracht werden können, und auf der anderen Seite nur eine genau definierte Anzahl von Fällen je Quartal behandelt werden dürfen. Eine solche Teilung sieht dann etwa so aus:

1. Durchführung besonderer Untersuchungs- und Behandlungsmethoden auf Überweisung durch niedergelassene Fachärzte, eingeschränkt auf die Überwachung von Risikoschwangerschaften
2. Durchführung der Geburtsplanung nach dem Leistungsinhalt der Gebührenordnungsziffer 01780 durch den selbst ausgestellten Behandlungsschein

Die Nr. 1 des Ermächtigungsumfangs ist auf 150 Fälle pro Quartal begrenzt.

Bei einer Fallzahlbeschränkung wird die Kassenärztliche Vereinigung keine Vergütung von Leistungen vornehmen, die über die Beschränkung hinausgehen. Gleichzeitig wird der ermächtigte Arzt an seine Ermächtigung erinnert, sodass ihm spätestens dann klar wird, dass er keine weiteren Fälle in dem Quartal behandeln darf.

Eine Sondersituation kann sich ergeben, wenn in einem Krankenhaus mehrere Ärzte der gleichen Fachabteilung über Ermächtigungen verfügen. Dann kann in der Ermächtigung folgender Passus zu finden sein:

- Damit es bei den am Hause bestehenden Ermächtigungen der Ärzte Frau Dr. Mustermann und Herrn Dr. Mustermann zu keiner Leistungsüberschneidung kommt, kann im Rahmen der Ermächtigung immer nur einer der Ärzte im Quartal bei einem Patienten die befürworteten Leistungen über die Kassenärztliche Vereinigung abrechnen.
- Herr Prof. Mustermann und Frau Prof. Mustermann rechnen gemeinsam ab.

Eine solche Konstellation erfordert eine Abstimmung der betroffenen Ärzte und eine gute Patientenführung.

3.5 Zusammenhang mit anderen Regelungen im SGB V

In den Ermächtigungen finden sich i. d. R. folgende Formulierungen:

- Die Leistungen werden eingeschränkt auf Fälle, die nicht im Zusammenhang mit einer stationären Aufnahme nach § 115a SGB V oder ambulanten Operationen nach § 115b SGB V stehen.
- Vor- und nachstationäre Leistungen nach § 115a SGB V sind im Rahmen der Ermächtigung nicht abrechnungsfähig. Während der angegebenen Fristen dürfen keine Leistungen erbracht bzw. veranlasst werden. Das Datum der Entlassung aus der stationären Behandlung ist auf dem Behandlungsausweis anzugeben.
- Die persönliche Ermächtigung für ambulantes Operieren im Krankenhaus gilt nicht für diejenigen Leistungen, die bereits im Rahmen einer Meldung nach § 115b SGB V durch die Geschäftsführung des Krankenhauses angezeigt wurden bzw. für die das Krankenhaus sein Angebot im Rahmen des § 115b SGB V künftig ergänzt.
- Die Ermächtigung steht unter dem Vorbehalt des § 116b SGB V. Sofern ambulante Leistungen nach § 116b SGB V durch das Krankenhaus erbracht werden, sind sie nicht mehr Gegenstand der Ermächtigung. Der Antragsteller ist verpflichtet, den Zulassungsausschuss über eine Teilnahme an der ambulanten Versorgung nach § 116b Abs. 2 SGB V zu informieren.
- Die persönliche Ermächtigung für die ambulante Behandlung im Krankenhaus gilt nicht für diejenigen Leistungen, die bereits im Rahmen einer Meldung nach § 116b SGB V durch die Geschäftsführung des Krankenhauses angezeigt wurden bzw. für die das Krankenhaus sein Angebot im Rahmen des § 116b SGB V zukünftig ergänzt.
- Darüber hinaus sind Leistungen, die im Rahmen der besonderen Versorgung nach § 140a SGB V bzw. im Rahmen von bestehenden Verträgen nach § 73a SGB V a. F. oder § 73c SGB V a. F. erbracht werden, ausgeschlossen.

3.5.1 Vor- und nachstationäre Behandlung

Bei der vor- und nachstationären Behandlung handelt es sich um eine stationäre Leistung des Krankenhauses ohne Unterbringung und Verpflegung. In § 115a SGB V wird festgelegt, dass die vorstationäre Behandlung nur bei Verordnung von Krankenhausbehandlung (»Einweisung«) erfolgen darf. Sie dient der Abklärung der Erforderlichkeit oder der Vorbereitung einer vollstationären Behandlung. Eine vorstationäre Behandlung kann frühestens 5 Tage vor Beginn der stationären Behandlung begonnen werden.

Die nachstationäre Behandlung kann ohne Verordnung vom Krankenhaus durchgeführt werden. Sie soll den Behandlungserfolg einer vollstationären Krankenhausbehandlung sichern oder festigen. Die nachstationäre Behandlung ist auf 14 Tage nach Beendigung der stationären Krankenhausbehandlung begrenzt.

Vorstationäre Behandlung

Es gibt 2 Gründe, weshalb die Abrechnung von vertragsärztlichen Leistungen durch ermächtigte Ärzte innerhalb der Fristen der vorstationären Behandlung ausgeschlossen wird. Der erste Grund betrifft die Kassenärztlichen Vereinigungen direkt, weil es hier um die Abgrenzung von vertragsärztlichen zu Krankenhausleistungen geht. Der zweite Grund betrifft eher die Krankenkassen, weil eine Doppelabrechnung von Leistungen vermieden werden soll.

Eine Abgrenzung zwischen vertragsärztlichen Leistungen und Krankenhausleistungen findet sich schon in § 115a Abs. 2 SGB V selbst:

> *»Eine notwendige ärztliche Behandlung außerhalb des Krankenhauses während der vor- und nachstationären Behandlung wird im Rahmen des Sicherstellungsauftrags durch die an der vertragsärztlichen Versorgung teilnehmenden Ärzte gewährleistet.«*

Der Vorrang der ambulanten vor der stationären Behandlung kommt hier noch einmal zum Ausdruck. Das wird auch noch einmal deutlich, wenn man sich die Regelungen zur Verordnung von Krankenhausbehandlung in den »Richtlinien des Gemeinsamen Bundesausschusses über die Verordnung von Krankenhausbehandlung« und im Bundesmantelvertrag Ärzte anschaut. So heißt es in § 26 Abs.1 Bundesmantelvertrag Ärzte: *»Krankenhausbehandlung darf nur verordnet werden, wenn sie erforderlich ist, weil das Behandlungsziel nicht durch ambulante Behandlung einschließlich häuslicher Krankenpflege erreicht werden kann.«* Das betrifft auch die vorstationäre Krankenhausbehandlung, die etwas anders sein muss als eine rein ambulante Behandlung.

Mit dem Urteil des Bundessozialgerichts vom 17.09.2013 (Az. B 1 KR 21/12R) wird das noch einmal bekräftigt – diesmal aus der Sicht eines Krankenhauses. Die wesentlichen Aussagen des Urteils sind folgende:

- Eine vorstationäre Behandlung ist regelmäßig nicht erforderlich, wenn stattdessen vertragsärztliche Versorgung ausreichend ist.
- Für das Krankenhaus, dem ein Versicherter zur (vor-)stationären Behandlung überwiesen wird, erwächst daraus allerdings das Problem, dass es die Erforderlichkeit zu prüfen hat.
- Ergibt sich daraus ohne Weiteres, dass der Vertragsarzt pflichtwidrig die notwendige vertragsärztliche Diagnostik nicht ausgeschöpft hat, sodass das Krankenhaus den Versicherten zumutbar und kunstgerecht hierauf verweisen kann, hat das Krankenhaus hiernach zu verfahren und eine vorstationäre Abklärung der Krankenhausbehandlungsbedürftigkeit abzulehnen.

Mit anderen Worten: Vertragsärzte dürfen keine Einweisung ausstellen, wenn eine vertragsärztliche Versorgung ausreichend ist, und Krankenhäuser müssen prüfen, ob tatsächlich die Mittel des Krankenhauses erforderlich sind, um die vorstationäre Behandlung durchzuführen.

Die Abgrenzung zwischen einer rein ambulanten und einer vorstationären Behandlung ist nicht immer einfach. Es gibt eine Reihe von Urteilen, wo Krankenhäuser eine vorstationäre Behandlung angezeigt und abgerechnet haben, obwohl eine reine ambulant zu erbringende Leistung vorlag (z. B. Urteil des BSG vom 17. 11. 2015, Az. B 1 KR 30/14 R; Urteil des LSG Saarbrücken vom 14. 12. 2011, Az. L 2 KR 122/09). Umgekehrt gilt auch, dass Teile einer vorstationären Behandlung durchaus auch als ambulante Leistungen abgerechnet werden können, sodass die eigentliche vorstationäre Behandlung sich zusammensetzt aus rein ambulanten Leistungen und Leistungen, die sich nur mit den Mitteln des Krankenhauses durchführen lassen. In einem solchen Fall entfällt ein Teil der Vergütungsverpflichtung auf die Kassenärztlichen Vereinigungen, obgleich die Krankenkassen eigentlich die komplette vorstationäre Behandlung zu vergüten hätten.

Um Abgrenzungsproblemen aus dem Weg zu gehen, nutzen die Kassenärztlichen Vereinigungen die in § 115a SGB V genannte Frist von 5 Tagen vor einer vollstationären Behandlung, um in dieser Zeit die Erbringung von ambulanten Leistungen seitens der Ermächtigten komplett auszuschließen. Das betrifft i. d. R. nicht nur die Erbringung, sondern auch die Veranlassung von Leistungen.

Die Abgrenzung wurde durch eine Ergänzung des § 115a SGB V durch das GKV-Versorgungsstrukturgesetz zum 01. 01. 2012 nicht einfacher. Es wurde in § 115a Absatz 1 SGB V folgender Satz eingefügt:

> *»Das Krankenhaus kann die Behandlung nach Satz 1 auch durch hierzu ausdrücklich beauftragte niedergelassene Vertragsärzte in den Räumen des Krankenhauses oder der Arztpraxis erbringen.«*

Durch diese Regelung bleiben zwar die vor- und die nachstationäre Behandlung Krankenhausleistungen, die das Krankenhaus mit der Krankenkasse abrechnet. Die Vergütung des Vertragsarztes erfolgt aber im Binnenverhältnis zwischen Krankenhaus und Arzt. Das stellt kein Problem dar.

Problem ist die Abgrenzung vor allem zwischen einer vorstationären und einer ambulanten Behandlung. Durch die nun mögliche Leistungsverlagerung einer eigentlichen Krankenhausleistung in die Räume von Vertragsärzten ist die Definition und die Abgrenzung von vorstationären zu ambulanten Leistungen, die vom Bundessozialgericht ausgearbeitet worden ist, obsolet.

Voraussetzung für eine Leistungserbringung durch den Vertragsarzt ist dessen ausdrückliche Beauftragung durch ein Krankenhaus.

»Bestimmte Kooperationsmodelle dürften bereits dem Grunde nach ausscheiden. Beauftragt etwa das Krankenhaus den einweisenden Vertragsarzt mit der Abklärung der Erforderlichkeit vollstationärer Behandlung in den Räumen seiner Vertragsarztpraxis, dürfte dies im Hinblick auf § 39 Abs. 1 SGB V unzulässig sein. Danach liegt die Verantwortung für die Beurteilung der Erforderlichkeit vollstationärer Behandlung beim Krankenhaus. Es widerspräche jedoch dem Zweck der abschließenden Prüfung durch das Krankenhaus, wenn diese Aufgabe auf denselben Vertragsarzt übertragen werden könnte, der die Krankenhausbehandlung initial veranlasst hat.« (Bundesärztekammer 2016)

Die von der Bundesärztekammer ausgeschlossene Konstellation würde darin bestehen, dass Vertragsarzt 1 sowohl die Einweisung ausstellt als auch vom Krankenhaus zur Durchführung einer vorstationären Behandlung beauftragt würde. Das würde bedeuten, dass der gleiche Vertragsarzt die Erforderlichkeit einer vorstationären Behandlung prüft, die er schon durch das Ausstellen der Verordnung von Krankenhausbehandlung konzediert hat.

Eine Beauftragung kann also offensichtlich nur an einen anderen Vertragsarzt erfolgen (▶ Abb. 1).

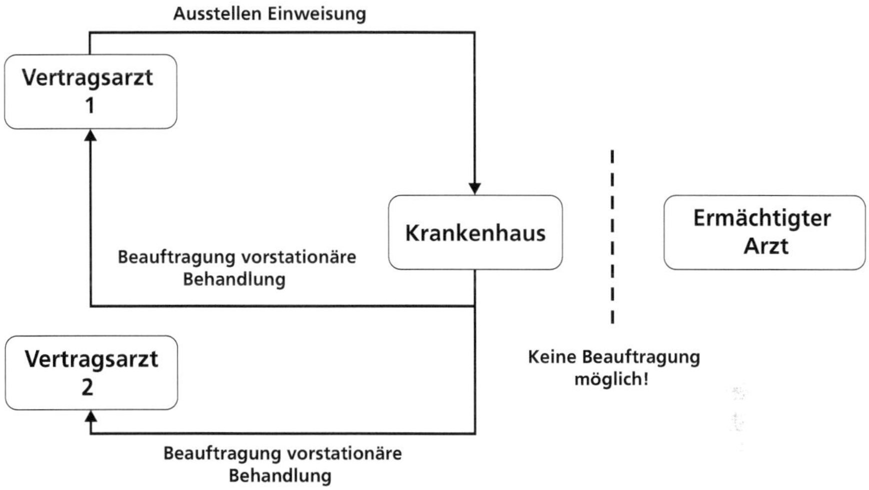

Abb. 1: Beauftragung eines Vertragsarztes

Dieser andere Vertragsarzt kann aber kein ermachtigter Arzt des Krankenhauses sein. Das ergibt sich schon durch den Ausschluss aufgrund der Ermächtigung. Das Bundessozialgericht hat schon in den 1980er-Jahren (Urteil des BSG vom 19.11. 1985, Az. 6 RKa 38/83) darauf hingewiesen, dass ein ermächtigter Arzt durch seine Teilnahme an der vertragsärztlichen Versorgung kein Vertragsarzt wird, sondern ein Krankenhausarzt bleibt:

»Soweit sich der Kläger darauf beruft, er sei in den strittigen Fällen als ein an der vertragsärztlichen Versorgung beteiligter Arzt freiberuflich tätig geworden, muss er sich entgegenhalten lassen, dass er auch und vorrangig Arzt des die stationäre Behandlung übernehmenden Krankenhauses gewesen ist …«

Die von ihm im Krankenhaus erbrachten Leistungen können daher dem Krankenhaus zugerechnet werden, wenn sie sich als Teil einer stationären Behandlung erweisen.

Es gibt einen weiteren Grund, weshalb innerhalb der Fristen der vorstationären Behandlung keine Leistungen von ermächtigten Ärzten abgerechnet werden dürfen. Dieser Grund hat nicht (unmittelbar) mit den Kassenärztlichen Vereinigungen zu tun, sondern eher mit den Krankenkassen. Es soll verhindert werden, dass Leistungen doppelt abgerechnet werden.

Um dieses Argument zu verstehen, muss man sich die Systematik der vorstationären Leistungen vor Augen führen (▶ Abb. 2).

Gemäß § 115a SGB V bestehen zwei Gründe für eine vorstationäre Behandlung: Entweder soll abgeklärt werden, ob eine stationäre Behandlung überhaupt erfor-

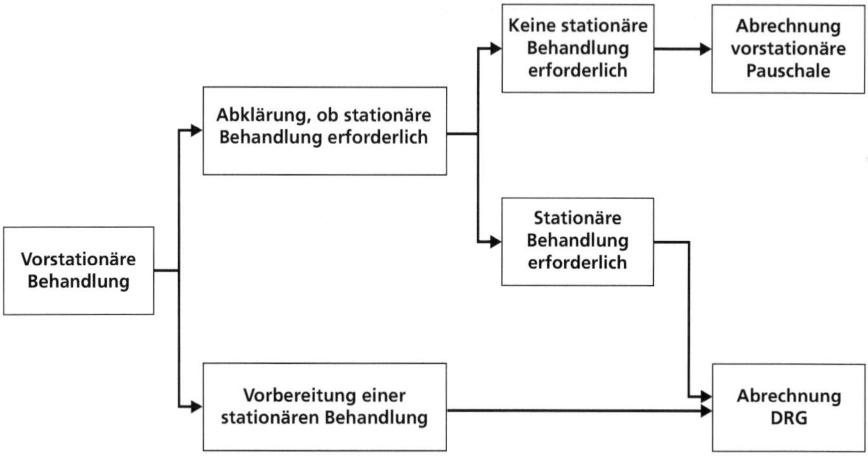

Abb. 2: Vorstationäre Behandlung – Konstellationen

derlich ist. Oder die vorstationäre Behandlung dient der Vorbereitung einer sich anschließenden stationären Behandlung.

Bei der Abklärungsuntersuchung kann sich ergeben, dass eine stationäre Behandlung nicht erforderlich ist. In diesem Fall kann das Krankenhaus eine vorstationäre Pauschale abrechnen. Aufgrund der Untersuchungen kann sich aber auch herausstellen, dass eine stationäre Behandlung erforderlich ist und sich eine entsprechende Behandlung anschließt.

Bei der Vorbereitung einer stationären Behandlung steht schon fest, dass eine stationäre Behandlung folgt.

In den Fällen, in denen eine stationäre Behandlung sich im Nachgang zu einer vorstationären Behandlung ergibt, wird die stationäre Behandlung durch eine Fallpauschale (DRG) vergütet. Gemäß § 8 Abs. 2 Satz 3 Nr. 3 des Gesetzes über die Entgelte für voll- und teilstationäre Krankenhausleistungen (Krankenhausentgeltgesetz) ist eine vorstationäre Behandlung neben einer DRG nicht gesondert abrechenbar.

Würden ermächtigte Ärzte innerhalb der Fristen für eine vorstationäre Behandlung ihrerseits Leistungen mit der Kassenärztlichen Vereinigung abrechnen, bestände die Gefahr einer Doppelvergütung. Einerseits würden sich die ermächtigten Ärzte ihre Leistungen von der Kassenärztlichen Vereinigung vergüten lassen, andererseits würden die Krankenhäuser mit den Krankenkassen entweder eine vorstationäre Pauschale oder eine DRG abrechnen.

Nachstationäre Behandlung

Ähnlich sieht es bei der nachstationären Behandlung aus. Hier werden die relevanten Fristen allerdings nicht durch § 115a SGB V vorgegeben, sondern durch § 8 Abs. 2 S 3 Nr. 3 KHEntgG. Demnach kann zusätzlich zu einer DRG eine nachstationäre Pauschale nur abgerechnet werden, soweit die Summe aus den stationären Belegungstagen und den vor- und nachstationären Behandlungstagen die Grenzverweildauer der Fallpauschale übersteigt (▶ Abb. 3).

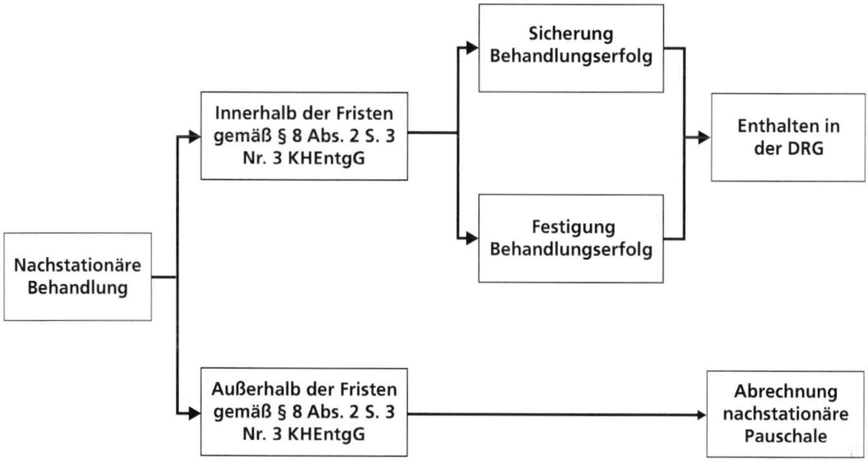

Abb. 3: Nachstationäre Behandlung – Konstellationen

Innerhalb dieser Frist wird davon ausgegangen, dass die nachstationäre Behandlung der Sicherung bzw. der Festigung des Behandlungserfolges dient. Diese Behandlung ist mit der DRG für die stationäre Behandlung abgegolten.

Die Rechtsprechung hat wiederholt dazu Stellung genommen, ob ermächtigte Ärzte während der Frist der nachstationären Behandlung vertragsärztliche Leistungen erbringen dürfen. So hat das Bundessozialgericht in seinem Urteil vom 17.07.2023 (Az. B 6 KA 14–12 R) Folgendes geurteilt:

»Die Befugnis des Krankenhauses nach § 115a Abs. 1 Nr. 2, Abs. 2 Satz 2 SGB V, Versicherte in medizinisch geeigneten Fällen ohne Unterkunft und Verpflegung an sieben Behandlungstagen innerhalb eines Zeitraums von 14 Tagen nach Beendigung der stationären Krankenhausbehandlung zu behandeln, um im Anschluss an eine vollstationäre Krankenhausbehandlung den Behandlungserfolg zu sichern oder zu festigen (nachstationäre Behandlung), steht einer ambulanten Nachbehandlung durch einen ermächtigten Arzt nicht notwendig entgegen. Nach der Rechtsprechung des Senats (Urteil vom 19.06. 1996 SozR 3 2500 § 116 Nr. 13) … schließt § 115a Abs. 1 Nr. 2 SGB V Leistungen durch Vertragsärzte oder ermächtigte Ärzte innerhalb von 14 Tagen nach Abschluss einer stationären Behandlung nicht grundsätzlich aus. Eine Ermächtigung kann einem Krankenhausarzt aber nicht für Leistungen erteilt werden, die das Krankenhaus unter seiner Verantwortung als nachstationäre Behandlung erbringen könnte und die von der Fallpauschale für den stationären Behandlungsfall erfasst werden.«

Grundsätzlich dürfen ermächtigte Ärzte somit Leistungen bei Patienten also innerhalb der Frist von 14 Tagen nach der Entlassung aus der vollstationären Behandlung erbringen, allerdings nur solche Leistungen, die nicht zur Festigung oder Sicherung der vollstationären Behandlung dienen. Im Einzelfall dürfte hier wiederum ein Abgrenzungsproblem entstehen. Um diesem Problem zu entgehen, schließen die Kassenärztlichen Vereinigungen eine Leistungserbringung von ermächtigten Ärzten innerhalb der in § 115a SGB V genannten Fälle aus.

3.5.2 Ambulantes Operieren gemäß § 115b SGB V

Bei den ambulanten Operationen gemäß § 115b SGB V handelt es sich um krankenhausambulante Leistungen. Abrechnungstechnisch gesehen ist hier nicht ein einzelner Arzt der Leistungserbringer, sondern das Krankenhaus. Aus diesem Grunde stellt auch das Krankenhaus die erbrachten Leistungen in Rechnung. Die Vergütung erfolgt durch die Krankenkassen.

Nähere Details zur Leistungserbringung und zur Abrechnung sind in dem »Vertrag nach § 115b Abs. 1 SGB V – Ambulantes Operieren und stationsersetzende Eingriffe im Krankenhaus – (AOP-Vertrag)« enthalten. Hierbei handelt es sich um einen dreiseitigen Vertrag, der vom GKV-Spitzenverband, der Deutschen Krankenhausgesellschaft e.V. sowie der Kassenärztlichen Bundesvereinigung gemeinsam abgeschlossen wird.

Zu den Leistungsbereichen, die zum ambulanten Operieren gemäß § 115b SGB V zählen, gehören

- präoperative Leistungen, die im Vorfeld des ggf. erforderlichen Eingriffs durchgeführt werden,
- ambulante Operationen, sonstige stationsersetzende Eingriffe und stationsersetzende Behandlungen,
- intraoperative Leistungen,
- die zugehörigen anästhesiologischen Leistungen,
- postoperative Beobachtung,
- postoperative Behandlung.

Alle diese Leistungen werden vom Krankenhaus der Krankenkasse in Rechnung gestellt.

Durch die Ermächtigung werden in aller Regel Leistungen ausgeschlossen, die im Zusammenhang mit einer ambulanten Operation gemäß § 115b SGB V stehen. So darf ein ermächtigter Arzt keine Leistung im Rahmen seiner persönlichen Ermächtigung erbringen, die für eine krankenhausambulante Operation erforderlich ist.

Eine Ausnahme von dieser grundsätzlichen Regelung findet sich in § 4 Abs. 4 und 5 AOP-Vertrag. Hier geht es um präoperative Leistungen im Zusammenhang mit einer ambulanten Operation gemäß § 115b SGB V. Kann das Krankenhaus notwendige fachgebietsbezogene Leistungen nicht selbst erbringen, so kann u. a. an einen ermächtigten Krankenhausarzt mittels Definitionsauftrag überwiesen werden (§ 4 Abs. 4 AOP-Vertrag). Oder soweit es sich um notwendige, nicht fachgebietsbezogene Leistungen handelt, hat der die Leistung durchführende Krankenhausarzt den Patienten u. a. an einen ermächtigten Krankenhausarzt zu überweisen.

Hintergrund für den Ausschluss der Leistungserbringung durch ermächtigte Ärzte – mit Ausnahme der beiden gerade genannten Regelungen – im Rahmen von ambulanten Operationen gemäß § 115b SGB V ist die unterschiedliche Vergütung der ärztlichen Leistungen. Die krankenhausambulanten Leistungen werden direkt von der Krankenkasse vergütet. Die Leistungen von ermächtigten Ärzten werden von den Kassenärztlichen Vereinigungen aus der mit den Krankenkassen verhandelten Gesamtvergütung vergütet. Aus nachvollziehbaren Gründen hat die Kassenärztliche Vereinigung kein Interesse daran, dass Leistungen, die eigentlich direkt von der Krankenkasse bezahlt werden sollen, die Gesamtvergütung für die Vertragsärzte schmälern.

Das ist auch der Grund dafür, weshalb ermächtigte Ärzte eine Einschränkung oder einen Entzug ihrer Ermächtigung hinnehmen müssen, wenn sich Krankenhäuser für die Erbringung von ambulanten Operationen gemäß § 115b SGB V entscheiden. Der »Katalog ambulant durchführbarer Operationen und sonstiger stationsersetzender Eingriffe gem. § 115b SGB V« enthält alle Leistungen, die von Krankenhäusern im Rahmen des § 115b SGB V erbracht werden können.

Wenn Krankenhäuser Leistungen aus dem AOP-Katalog erbringen wollen, müssen sie dazu eine maschinenlesbare Mitteilung an die zuständigen Landesverbände der Krankenkassen und die Verbände der Ersatzkassen, die Kassenärztliche Vereinigung und den Zulassungsausschuss richten. Damit haben die Kassenärztliche Vereinigung und der Zulassungsausschuss Kenntnis darüber, ob sowohl das Krankenhaus als auch ein dort beschäftigter ermächtigter Arzt die gleichen Leistungen erbringen. Ist das der Fall, wird der Zulassungsausschuss in aller Regel dem ermächtigten Arzt die Leistung, die auch das Krankenhaus erbringen will, aus seinem Ermächtigungsumfang streichen.

3.5.3 Ambulante spezialfachärztliche Versorgung

Bei der ambulanten spezialfachärztlichen Versorgung (ASV) können Vertragsärzte und Krankenhäuser unter den vom Gemeinsamen Bundesausschuss in der ASV-Richtlinie beschlossenen Regelungen Leistungen erbringen.

Krankenhäuser können an dieser Versorgungsform teilnehmen und rechnen dann ihre Leistungen direkt mit den Krankenkassen ab (vgl. § 7 Vereinbarung gemäß § 116b Abs. 6 Satz 12 SGB V über Form und Inhalt des Abrechnungsverfahrens sowie die erforderlichen Vordrucke für die ambulante spezialfachärztliche Versorgung (ASV-AV)).

Sofern sich ein Krankenhaus zur Teilnahme an einem Verfahren der ambulanten spezialfachärztlichen Versorgung bereit erklärt hat, kann der ermächtigte Arzt in den vom Krankenhaus gemeldeten Verfahren nicht tätig werden und Leistungen abrechnen.

3.5.4 Besondere Versorgung

Die Ermächtigungen können auch die Teilnahme von ermächtigten Ärzten an der sogenannten besonderen Versorgung ausschließen. Hierbei schließen die Krankenkassen mit den Kassenärztlichen Vereinigungen Verträge über genau definierte Leistungen oder Personengruppen ab. Die Kassenärztlichen Vereinigungen vereinbaren eine gesonderte Vergütung für die teilnehmenden Ärzte. Diese besondere Leistungserbringung und deren Vergütung soll nur den zugelassenen Ärzten, nicht aber den ermächtigten Ärzten zugutekommen. Aus diesem Grunde werden ermächtigte Ärzte von der Teilnahme an der besonderen Versorgung ausgeschlossen.

3.6 Überweisungsfilter und Überweisungsbefugnis

3.6.1 Unterschied zwischen Filter und Befugnis

Überweisungsfilter und Überweisungsbefugnis stellen zwei wichtige Begrifflichkeiten für die Ermächtigung dar. In beiden Fällen geht es um Überweisungen: in dem einen Fall darum, von wem Patienten angenommen werden dürfen, in dem anderen Fall, welcher Arzt veranlasst werden soll, erforderliche diagnostische oder therapeutische Leistungen im Nachgang zu erbringen.

Der Bundesmantelvertrag Ärzte kennt dabei vier verschiedene Überweisungsarten. Diese sind in § 24 Abs. 3 und 7 aufgelistet:

- **Überweisung zur Auftragsleistung**
  Hier hat der überweisende Arzt entweder eine Definition der Leistungen nach Art und Umfang (Definitionsauftrag) oder eine Indikationsangabe mit Empfehlung der Methode (Indikationsauftrag) vorzunehmen. Der auftragsausführende Arzt hat dies umzusetzen – es sei denn, er hält aufgrund seines fachlichen Urteils eine andere als die in Auftrag gegebene Leistung für medizinisch zweckmäßig, ausreichend und notwendig. In diesem Fall ist eine Rücksprache mit dem auftragserteilenden Arzt erforderlich. Gleiches gilt auch, wenn es Unklarheiten hinsichtlich Art, Umfang oder Indikation gibt.
- **Überweisung zur Konsiliaruntersuchung**
  Hier geht es darum, dass der überweisungsnehmende Arzt diagnostische Leistungen erbringen soll, die dem überweisenden Arzt die Möglichkeit geben, seine Verdachtsdiagnose einzugrenzen. Art und Umfang der zur Klärung dieser Verdachtsdiagnose notwendigen Leistungen legt der ausführende Arzt selbst fest.
- **Überweisung zur Mitbehandlung**
  »Die Überweisung zur Mitbehandlung erfolgt zur gebietsbezogenen Erbringung begleitender oder ergänzender diagnostischer oder therapeutischer Maßnahmen, über deren Art und Umfang der Vertragsarzt, an den überwiesen wurde, entscheidet.« (§ 24 Abs. 7 Nr. 3 BMV-Ä)
- **Überweisung zur Weiterbehandlung**
  »Bei einer Überweisung zur Weiterbehandlung wird die gesamte diagnostische und therapeutische Tätigkeit dem weiterbehandelnden Vertragsarzt übertragen.« (§ 24 Abs. 7 Nr. 4 BMV-Ä)

Diese Überweisungsarten stellen die Grundlage für den Überweisungsfilter und die Überweisungsbefugnis dar. In Abbildung 4 werden beide Begriffe eingeordnet (▶ Abb. 4).

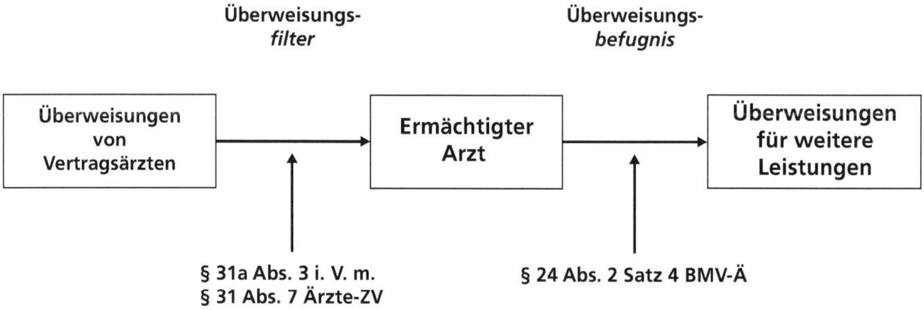

Abb. 4: Überweisungsfilter und Überweisungsbefugnis

3.6.2 Überweisungsfilter

Grundlage für den Überweisungsfilter stellt die Ärzte-Zulassungsverordnung (Ärzte-ZV) dar. In § 31a Abs. 3 i. V. m. § 31 Abs. 7 heißt es dazu: »*In dem Ermächtigungsbeschluss wird festgelegt, ob der ermächtigte Arzt unmittelbar oder auf Überweisung in Anspruch genommen werden kann.*« Damit wird festgelegt, dass in der Ermächtigung ein Passus enthalten sein muss, inwieweit der ermächtigte Arzt nur auf Überweisung hin tätig sein darf oder ob er Patienten auch ohne Überweisung hin behandeln darf. Der sogenannte Facharztfilter stellt einen Überweisungsfilter dergestalt dar, dass der ermächtigte Arzt nur von (bestimmten) Fachärzten Überweisungen annehmen und ausführen darf.

Hintergrund des Überweisungsfilters ist, dass die ermächtigten Ärzte eine nachrangige Funktion im Vertragsarztbereich haben. Sie dürfen erst dann an der vertragsärztlichen Versorgung beteiligt werden, wenn die Möglichkeiten der zugelassenen Vertragsärzte ausgeschöpft sind. »*Deshalb kann es geboten sein, … die Befugnis zur Überweisung an den Krankenhausarzt denjenigen Gebiets- oder Teilgebietsärzten vorzubehalten, die aufgrund ihrer Ausbildung und der Ausrichtung ihrer Tätigkeit für die Behandlung der in Frage kommenden Krankheiten in erster Linie zuständig sind.*« (Bundessozialgericht, Urteil vom 27.06.2001, Az. B 6 KA 39/00 R). Dies wird im Beschluss des Bundessozialgerichts vom 03.05.2019 (Az. B 6 KA 42/18 B) noch einmal hervorgehoben: »*Würde bei dieser Sachlage dennoch eine generelle Ermächtigung auf Überweisung durch alle Vertragsärzte erteilt, könnte der überweisende Arzt nach eigenem Gutdünken über die Notwendigkeit der Einschaltung des Krankenhausarztes befinden und den spezialisierten Gebiets- oder Teilgebietsarzt übergehen mit der Folge, dass der Vorrang der frei praktizierenden Ärzte nicht gewahrt wäre.*«

Von dieser Vorgabe eines Facharztfilters gibt es eine wichtige Ausnahme, die in der ständigen Rechtsprechung des Bundessozialgerichts wie folgt normiert wurde: »*Für eine dahingehende Beschränkung ist allerdings kein Raum, wenn die Ermächtigung erforderlich ist, weil besondere, für eine ausreichende und zweckmäßige medizinische*

Versorgung benötigte Untersuchungs- und Behandlungsmethoden von den niedergelassenen Vertragsärzten nicht angeboten werden. Besteht in dieser Hinsicht ein Versorgungsdefizit, würden durch die Zwischenschaltung des Gebietsarztes Verzögerungen und Kosten entstehen, obwohl von vornherein feststünde, dass dieser die erforderlichen Leistungen nicht selbst erbringen könnte. Die Befugnis, den Patienten an den ermächtigten Krankenhausarzt zu überweisen, darf deshalb in derartigen Fällen grundsätzlich nicht einer bestimmten Arztgruppe vorbehalten werden.« (Bundessozialgericht, Urteil vom 15.03. 1995, Az. 6 RKa 27/94). Diese Ausnahmeregelung gilt also für den qualitativ-speziellen Versorgungsbedarf, wenn also die für eine ausreichende Versorgung erforderlichen Leistungen von den Vertragsärzten nicht angeboten werden. In Fällen, wo eine Ermächtigung aufgrund eines quantitativ-allgemeinen Versorgungsbedarfs ausgesprochen wurde, kann ein Facharztfilter ohne Weiteres angewendet werden.

Ein Problem, welches sich aus den Formulierungen des Ermächtigungsbeschlusses selbst ergeben kann, besteht darin, dass es eine Inkonsistenz zwischen der beschlossenen Art der Überweisung und dem Umfang der Ermächtigung geben kann. Das trifft vor allem dann zu, wenn der Überweisungsfilter sich auf Überweisungen zu Konsiliaruntersuchungen bezieht. An zwei Beispielen sei das erläutert:

- Das Bundessozialgericht musste sich 2001 (Urteil vom 27.06.2001, Az. B 6 KA 39/00 R) mit der folgenden Formulierung in einer Ermächtigung beschäftigen: *»Diagnostik und konsiliarische Beratung von Demenzkranken auf Überweisung von niedergelassenen Vertragsärzten beschränkt auf dreimalige Inanspruchnahme pro Patient im Quartal«*. Das Bundessozialgericht bemängelt hier die Unklarheit der Formulierung. Konsiliarische Beratungen könne es nur zwischen Ärzten über die Diagnostik und/oder Therapie eines Patienten geben. Die Formulierung *»beschränkt auf dreimalige Inanspruchnahme pro Patient im Quartal«* zeige aber, dass dem ermächtigten Arzt auch eine Behandlung des Patienten ermöglicht wurde. Das Bundessozialgericht gab dem Zulassungsausschuss auf, bei künftigen Ermächtigungen klar zu formulieren, ob der ermächtigte Arzt in erster Linie für die konsiliarische Beratung des einen Demenzkranken vorrangig betreuenden *Haus- oder Facharztes* zuständig sei oder ob der ermächtigte Arzt für die persönliche Beratung des *Demenzkranken* ermächtigt werden soll. Je nach Ausformung der Ermächtigung habe dies auch Konsequenzen für die Frage, ob die Ermächtigung auf der Grundlage eines qualitativ-speziellen Versorgungsbedarfs oder eines quantitativ-allgemeinen Versorgungsbedarfs erteilt werde.
- Im zweiten Beispiel handelt es sich um eine Ermächtigung, bei der der ermächtigte Krankenhauschirurg nur bei Überweisungen zu Konsiliaruntersuchungen tätig werden konnte. Der Zulassungsausschuss hatte im Umfang der Ermächtigung dem ermächtigten Arzt die Abrechnung der Gebührenziffer 08220 EBM 2005 »Gespräch, Beratung, Erörterung, Abklärung« erlaubt. Dagegen klagte die Kassenärztliche Vereinigung.

Das Sozialgericht Marburg hat in seinem Urteil vom 06.06.2007 (Az. S 12 KA 1023/06) klargestellt, dass bei einer Ermächtigung, wo der Arzt nur mit Überweisung zu

Konsiliaruntersuchungen eingebunden werden kann, ausschließlich diagnostische Leistungen im Ermächtigungsumfang enthalten sein können.

Entscheidend bei diesem Urteil sind zwei Punkte:

- Mit dem Überweisungsfilter »konsiliarische Beratung« ist ausschließlich eine Beratung des überweisenden Arztes gemeint. »*Die Kammer verkennt dabei nicht das mögliche Interesse des Patienten, sich auch von dem ermächtigten Krankenhausarzt beraten zu lassen ... Aufgrund der Nachrangigkeit der Behandlungstätigkeit der ermächtigten Ärzte nach § 116 SGB V ist der Ermächtigungsumfang nach geltendem Recht auf das Notwendige zu beschränken.*« (Sozialgericht Marburg, Urteil vom 06.06.2007, Az. S 12 KA 1023/06). Für die Arztgruppen, die noch über eine Gebührenordnungsposition »Gespräch, Beratung, Erörterung, Abklärung« verfügen (z.B. Neurologen oder Psychiater), bedeutet das, dass diese nicht zum Ermächtigungsumfang gehören können.
- Sowohl der Zulassungsausschuss als auch der ermächtigte Arzt sind an den Bundesmantelvertrag Ärzte (BMV-Ä) gebunden. Eine Überweisung zur Konsiliaruntersuchung erfolgt ausschließlich zur Erbringung diagnostischer Leistungen. Darüberhinausgehende Beratungsleistungen und therapeutische Leistungen sind damit ausgeschlossen.

Wie sehen nun typische Formulierungen in Ermächtigungsbeschlüssen aus, die einen Überweisungsfilter vorsehen?

In den Ermächtigungen stehen dann z.B. folgende Formulierungen:

- Diese Ermächtigung gilt nur für von zugelassenen Vertragsärzten überwiesene Fälle, soweit die Systematik des Einheitlichen Bewertungsmaßstabes (EBM) dies zulässt.

Aus einer solchen Formulierung wird deutlich, dass nur zugelassene Vertragsärzte eine Überweisung an den ermächtigten Arzt ausstellen dürfen, nicht aber andere ermächtige Ärzte.

Ein weiteres Beispiel für eine Ermächtigung mit Überweisungsfilter lautet:

- Durchführung besonderer Untersuchungs- und Behandlungsmethoden in der Behandlung von Patienten mit der Erkrankung xx durch namentliche Überweisung durch niedergelassene Fachärztinnen und Fachärzte für Urologie

In diesem Fall liegt ein Facharztfilter in der Art vor, dass nur Fachärzte für Urologie an den ermächtigten Arzt überweisen dürfen. Die weiteren Regelungen wie »Durchführung besonderer Untersuchungs- und Behandlungsmethoden« und »Patienten mit der Erkrankung xx« stellen eine Konkretisierung des Umfangs der Ermächtigung dar. Nicht jeder Patient darf von den Fachärzten überwiesen werden, sondern nur Patienten mit einer genau definierten Erkrankung. Der ermächtigte Arzt führt besondere Untersuchungs- und Behandlungsmethoden durch, die die überweisenden Fachärzte nicht beherrschen. Die Wendung »namentliche Überweisung« bezieht sich auf § 24 Abs. 5 BMV-Ärzte. Danach sind namentliche Überweisungen zur Durchführung bestimmter Untersuchungs- oder Behandlungsmethoden an hierfür ermächtigte Ärzte möglich. Dies stellt eine Ausnahme von der grundsätzlichen Regelung dar, dass Überweisungen, um die freie Arztwahl zu gewährleisten, nicht auf den Namen eines Arztes ausgestellt werden sollen.

Bei internistischen Krankenhausärzten gibt es die Besonderheit, dass hier die Facharztgruppe, die überweisen kann, noch differenzierter dargestellt werden kann:

- Durchführung gastroenterologischer Untersuchungs- und Behandlungsmethoden durch niedergelassene fachärztlich tätige Internistinnen und Internisten

Die Facharztgruppe wird insofern genauer definiert, als dass nur fachärztlich tätige Internisten an den ermächtigten Arzt überweisen dürfen. Hintergrund ist die Unterscheidung in § 73 Abs. 1a SGB V. Dort wird zwischen »Internisten ohne Schwerpunktbezeichnung, die sich zur Teilnahme an der hausärztlichen Versorgung entschieden haben« und »Fachärzten für Allgemeinmedizin, Fachärzten für Innere und Allgemeinmedizin, Praktischen Ärzten und Ärzten ohne Gebietsbezeichnung, die auf Antrag die Genehmigung zur ausschließlichen Teilnahme an der fachärztlichen Versorgung erhalten« unterschieden. Nur letztere dürfen an den ermächtigten Arzt überweisen.

Der Facharztfilter kann auch so ausgestaltet sein, dass unterschiedliche Fachärzte an den ermächtigten Arzt überweisen können:

- Durchführung besonderer Untersuchungs- und Behandlungsmethoden auf Überweisung durch niedergelassene Orthopäden und Chirurgen
- Auf Überweisung durch niedergelassene Orthopäden und Chirurgen: Konsiliarische Beratung eines Vertragsarztes, ggf. einschließlich der hierzu erforderlichen Untersuchungen
- Durchführung besonderer Untersuchungs- und Behandlungsmethoden auf Überweisung durch niedergelassene Internisten mit dem Schwerpunkt Gastroenterologie, niedergelassene fachärztlich tätige Internisten und niedergelassene Chirurgen
- Untersuchung und Behandlung orthopädischer Problemfälle zur gezielten operativen Diagnostikerstellung auf Überweisung durch niedergelassene Chirurgen, Orthopäden, Rheumatologen, Kinderärzte und Neurologen

Der Überweisungsfilter sorgt dafür, dass ermächtigte Ärzte nur Patienten behandeln dürfen, die mit einer Überweisung zu ihnen in die Sprechstunde kommen. Was ist aber, wenn ein Patient ohne Überweisung kommt?

In § 24 Abs. 2 Satz 3 BMV-Ärzte ist geregelt, dass der ausführende Arzt grundsätzlich an den Überweisungsschein gebunden ist und sich selbst keinen eigenen Abrechnungsschein ausstellen darf. Wenn der *»die Überweisung ausführende Arzt an ›den Überweisungsschein‹ gebunden ist, ist daraus zwingend zu schließen, dass ihm dieser Überweisungsschein vor Durchführung der Behandlung vorliegen muss. Dass wiederum setzt voraus, dass der Überweisungsschein zuvor vom behandelnden Vertragsarzt in* *schriftlicher Form ausgestellt ist.«* (Bundessozialgericht Beschluss vom 13.06.2006, Az. B 6 KA 16/06 B)

In einem Fall, in dem ein ermächtigte Arzt ohne Vorliegen eines Überweisungsscheins Patienten behandelt hat, urteilte das Landessozialgericht Hessen (Urteil vom 13.07.2011, Az. L 4 KA 69/10), dass diese Behandlungen nicht vom Ermächtigungsumfang erfasst seien: *»Daraus folgt, dass der Überweisungsschein vor Beginn der Behandlung vorliegen muss und die Behandlung nicht begonnen werden durfte, wenn z. B. die Patienten den Überweisungsschein vergessen hatten …«* Die Kassenärztliche Vereinigung war somit berechtigt, die Honorare für diese Behandlungen ohne Überweisungsschein einzubehalten.

Eine Umgehung des Facharztfilters kann zum kompletten Entzug der Ermächtigung führen. Das Sozialgericht Marburg beschäftigte sich in seinem Urteil vom 24.01.2007 (Az. S 12 KA 858/06) mit einem solchen Fall. Der Leitsatz lautet: *»Eine Ermächtigung eines Krankenhausarztes kann entzogen werden, wenn er in einem Zusatz in Arztbriefen an niedergelassene Ärzte zur Umgehung einer durch einen Facharztfilter eingeschränkten Ermächtigung diese darauf hinweist, diagnostische Leistungen könnten weiterhin erbracht werden im Rahmen einer prästationären Abklärung, weshalb eine stationäre Einweisung erforderlich sei, den Patienten solle aber vorab mitgeteilt werden, dass sie nicht stationär aufgenommen würden.«*

3.6.3 Überweisungsbefugnis

Vom Überweisungsfilter ist die Überweisungsbefugnis zu unterscheiden. Ermächtigte Ärzte dürfen zwar grundsätzlich auch Überweisungen ausstellen, aber nur dann, wenn ihnen dies im Ermächtigungsbeschluss erlaubt ist. Gemäß § 24 Abs. 2 BMV-Ärzte sind in der Ermächtigung die von dieser Überweisungsbefugnis umfassten Leistungen festzulegen. Diese Regelung ist zum 01.10.2013 in den BMV-Ärzte aufgenommen worden und beschränkt somit die Überweisungen durch ermächtigte Ärzte.

Eine Überweisungsbefugnis ist *»nur insoweit zu erteilen …, als der ermächtigte Arzt oder die ermächtigte Einrichtung diese benötigt, um dem durch die Ermächtigung erteilten Versorgungsauftrag gerecht werden zu können. Anders ausgedrückt: Für Leistungen, die der Ermächtigte entweder selbst erbringen kann, oder für die aus anderen Gründen Überweisungen nicht sinnvoll (z. B. unwirtschaftlich) oder nicht erforderlich sind, muss eine Überweisungsbefugnis nicht erteilt werden.«* (Beschluss des Bundessozialgerichts vom 11.09.2019, Az. B 6 KA 4/19 B).

In den Ermächtigungen sind folgende Formulierungen zur Überweisungsbefugnis zu finden:

- Überweisungsbefugnis gem. § 24 Abs. 2 BMV-Ä für folgende Leistungen an:
  - die Facharztgruppe Radiologie nach den Nrn. 34322, 34341, 34343, 34344, 34345, 34410, 34470, 34475, 34480, 34485, 34489 und 34490 EBM.

Der ermächtigte Arzt darf überweisen, aber nur an einen Arzt der Facharztgruppe Radiologie und nur für die aufgeführten EBM-Ziffern. Weitere Überweisungen sind nicht von der Überweisungsbefugnis abgedeckt.

Weitere Beispiele für eine in der Ermächtigung ausgesprochene Überweisungsbefugnis sind:

- Einschließlich der Überweisungsbefugnis zur Veranlassung nachfolgend genannter Leistungen, sofern diese im unmittelbaren Zusammenhang mit der Ermächtigung stehen (§ 24 Abs. 2 Satz 4 BMV-Ä):
  - Innere Medizin/SP Kardiologie: 13252, 13254, 33020, 33022, 33021, 33023 EBM.
  - Radiologie: 34210–34231, 34237, 34283–34285, 34410, 34411, 34421, 34430.

In diesem Fall darf der ermächtigte Arzt an Fachärzte für Innere Medizin mit dem Schwerpunkt Kardiologie und an Radiologen überweisen. In beiden Fällen ist der Umfang der Überweisungsbefugnis durch die angegebenen EBM-Gebührenordnungsziffern genau festgelegt. Es müssen keine Gebührenordnungsziffern genannt sein, um die Überweisungsbefugnis zu konkretisieren. Im folgenden Beispiel erfolgt die Ausgestaltung durch die Nennung der Leistungen, die der die Überweisung annehmende Arzt erbringen soll:

- Die Ermächtigung beinhaltet die Überweisungsbefugnis an Fachärzte der folgenden Fachgruppen: Pathologie (Histologie nach Bronchoskopie), Laboratoriumsmedizin (mikrobiologische und laborchemische Aufarbeitung von Bronchialsekreten oder nach Pleurapunktion, Blutgerinnung, kleines Blutbild, bronchoalveoläre Lavage), Radiologie (Thorax-Computertomographie).

Die in den Klammern genannten Untersuchungen sind hinreichend konkret, um die Überweisungsbefugnis auszugestalten.

Eine etwas andere Formulierung für die Überweisungsbefugnis findet sich in den nachstehenden Ermächtigungen:

- Die Ermächtigung beinhaltet die Überweisungsbefugnis an Fachärzte für Pathologie zur Durchführung von Befundungen.
- Die Ermächtigung beinhaltet die Überweisungsbefugnis an Fachärzte für Radiologie zur Durchführung von zur Diagnostik notwendigen Untersuchungsleistungen.

In Einzelfällen kann die Überweisungsbefugnis derart ausformuliert werden, dass die Ärzte benannt werden, an die überwiesen werden darf.

Es besteht keine Überweisungsbefugnis, wenn in der Ermächtigung diese nicht erwähnt wird oder wenn eine solche Formulierung dort steht:

- Im Rahmen der Ermächtigung wird Herrn Dr. Mustermann keine Überweisungsbefugnis zugestanden.

Welche Folgen hat es, wenn trotz fehlender Überweisungsbefugnis seitens des ermächtigten Arztes Überweisungen ausgestellt werden?

Zu dieser Frage liegt ein Urteil des Sozialgerichts Düsseldorf vom 31.07.2017 (Az. S 2 KA 114/17) vor. Aus diesem Urteil geht hervor, dass der die Überweisung ausführende Arzt mit keinen Konsequenzen zu rechnen hat. Denn: »*Weitergehende Prüfungen und Rücksprachen braucht der beauftragte Arzt auch im Übrigen nicht vorzunehmen. Würde man dies verlangen, so müsste er sich bei Überweisungen von ermächtigten Ärzten und Einrichtungen jeweils den Ermächtigungsbescheid der Zulassungsgremien vorlegen lassen und den Inhalt der Ermächtigung fachlich, aber auch rechtlich prüfen.*« Insofern kann er die von ihm erbrachten Leistungen ohne Probleme mit der Kassenärztlichen Vereinigung abrechnen.

Für den ermächtigten Arzt, der eine solche Überweisung ausgestellt hat, sieht dies anders aus. Er muss der Kassenärztlichen Vereinigung das Honorar, das der ausführende Arzt aufgrund der Überweisung erwirtschaftet hat, der Kassenärztlichen Vereinigung erstatten.

Konsequenz einer Überweisung ohne Überweisungsbefugnis ist somit, dass alle Kosten, die daraus entstehen, vom ermächtigten Arzt der Kassenärztlichen Vereinigung zurückzuvergüten sind (vgl. auch Urteil des Bundessozialgerichts vom 24.10.2018, Az. B 6 KA 34/17 R).

3.6.4 Überweisungen ermächtigter Ärzte an andere ermächtige Ärzte

Eine Besonderheit besteht darin, dass in bestimmten Situationen auch ermächtigte Ärzte an andere ermächtigte Ärzte überweisen dürfen. In der Ermächtigung wird dies eigens erwähnt. Dort finden sich dann etwa folgende Formulierungen:

- Durchführung besonderer Untersuchungs- und Behandlungsmethoden auf Überweisung durch am selben Krankenhaus ermächtige Ärzte, sofern diese eine ergänzende Untersuchung im Rahmen ihres eigenen Überweisungsauftrages benötigen, deren Erbringung aus medizinischer Notwendigkeit unmittelbar am selben Tag beim überweisenden Arzt zwingend erforderlich ist.
- Durchführung ambulanter konventioneller radiologischer Leistungen auf Überweisung des am Musterkrankenhauses in Musterhausen ermächtigten Herrn Dr. Mustermann, sofern dieser eine ergänzende Untersuchung im Rahmen seines eigenen Überweisungsauftrages benötigt, deren Erbringung aus medizinischer Notwendigkeit unmittelbar am selben Tag wie beim überweisenden Arzt zwingend erforderlich ist.
- An ermächtigte Ärzte werden Überweisungen befürwortet, wenn diese tagesgleich zur weiteren Diagnostik medizinisch notwendig sind und soweit der Überweisungsempfänger mit seinem Ermächtigungskatalog zur Leistungserbringung auf Überweisung des ermächtigten Arztes befugt ist.

Die genannten Beispiele stellen die Überweisung unter bestimmte Bedingungen. Zunächst wird die medizinische Notwendigkeit für die Überweisung betont. Diese

Notwendigkeit besteht nur dann, wenn es keinen Vertragsarzt gibt, der die in der Überweisung genannten Leistungen erbringen kann. Damit wird die Überweisung inhaltlich eingeschränkt.

Die Überweisungsbefugnis des einen Krankenhausarztes und der Überweisungsfilter des anderen Krankenhausarztes wird derart eingeschränkt, dass beide Ärzte am gleichen Krankenhaus tätig sind.

Eine weitere Einschränkung ist dann gegeben, wenn die angeforderten Leistungen am selben Tag für den die Überweisung ausstellenden Arzt verfügbar sein sollen. Eine Überweisung ist hier nur erlaubt bei einer zeitkritischen Leistungserbringung durch den die Überweisung nehmenden Arzt. Daraus folgt, dass nicht per se der ermächtigte Arzt an einen anderen ermächtigten Arzt überweisen darf, sondern nur in dringenden Fällen.

Schließlich darf der überweisungsnehmende Arzt nur solche Überweisungen annehmen, die durch seinen Ermächtigungskatalog gedeckt sind.

4 Relevante vertragsärztliche Vorgaben

4.1 Persönliche Leistungserbringung

4.1.1 Persönliche Leistungserbringung bei ermächtigten Krankenhausärzten

Sobald eine Ermächtigung erteilt wird, darf ein Krankenhausarzt die darin aufgeführten Leistungen eigenständig und höchst persönlich erbringen. Dieses Recht erstreckt sich auf alle aufgeführten Leistungen (mit Ausnahme der genehmigungspflichtigen Leistungen, für die eine Genehmigung vorliegen muss). Die Delegation dieser Aufgaben an nachgeordnetes ärztliches Personal kann erhebliche Probleme verursachen.

Verstößt der Arzt gegen die Pflicht zur persönlichen Leistungserbringung, kann dies zu Problemen wie z. B. zu einer Rückzahlung des erhaltenen Honorars führen.

Die Rechtsprechung hat bereits Fälle dieser Art behandelt. In einem Fall setzte ein ermächtigter Arzt Oberärzte und Assistenzärzte des Krankenhauses für die ihm erteilten Aufgaben ein. Dies führte zu einer Honorarkürzung durch die Kassenärztliche Vereinigung um 80 Prozent, da der Arzt seine Verpflichtung zur persönlichen Leistungserbringung verletzt hatte. Diese Entscheidung wurde vom Landessozialgericht Niedersachsen-Bremen bestätigt (Urteil vom 08.06.2016, Az. L 3 KA 28/13). Dabei spielte es keine Rolle, ob der Arzt die Leistungen im Einzelfall oder generell an nachgeordnete Ärzte delegiert hatte.

Grundsätzlich ist ein ermächtigter Krankenhausarzt nicht berechtigt, im Krankenhaus tätige Assistenzärzte mit der Erbringung der in der Ermächtigung genannten ambulanten ärztlichen Leistungen zu beauftragen.

Der ermächtigte Arzt muss die medizinische Versorgung des Patienten höchstpersönlich durchführen. Dies umfasst die Diagnostik, die Therapie und die Nachsorge.

Nur in Ausnahmefällen können bestimmte Aufgaben an qualifiziertes medizinisches Personal delegiert werden, z. B. an medizinisches Fachpersonal oder Pflegekräfte. Allerdings bleibt der ermächtigte Arzt stets verantwortlich für die Qualität und Durchführung der delegierten Leistungen.

Details hierzu ergeben sich aus der Delegationsrichtlinie, die sowohl für niedergelassene Ärzte als auch für ermächtigte Krankenhausärzte Relevanz hat.

Die **Delegationsrichtlinie** legt fest, welche Leistungen höchstpersönliche Leistungen des Arztes sind und in welchem Umfang Leistungen an nachgeordnetes

Personal delegiert werden dürfen. § 2 der Richtlinie beschäftigt sich mit den nicht delegierbaren, persönlichen Leistungen des Arztes:

»Der Arzt darf Leistungen, die er aufgrund der erforderlichen besonderen Fachkenntnisse nur persönlich erbringen kann, nicht delegieren. Dazu gehören insbesondere Anamnese, Indikationsstellung, Untersuchung des Patienten einschließlich invasiver diagnostischer Leistungen, Diagnosestellung, Aufklärung und Beratung des Patienten, Entscheidungen über die Therapie und Durchführung invasiver Therapien und operativer Eingriffe.«

Darüber hinaus gibt es klare Vorgaben an die mögliche Delegation von Leistungen an nachgeordnetes Personal, sowie einen Beispielkatalog. In § 4 der Richtlinie geht es um die allgemeinen Anforderungen an die Delegation:

»(1) Der Arzt entscheidet, ob und an wen er eine Leistung delegiert.
(2) Der Arzt hat sicherzustellen, dass der Mitarbeiter aufgrund seiner beruflichen Qualifikation oder allgemeinen Fähigkeiten und Kenntnisse für die Erbringung der delegierten Leistung geeignet ist (Auswahlpflicht).
Er hat ihn zur selbständigen Durchführung der zu delegierenden Leistung anzuleiten (Anleitungspflicht) sowie regelmäßig zu überwachen (Überwachungspflicht).«

Ein Beispiel für eine persönliche Leistungserbringung ist die Ermächtigung, spezielle kardiologische Untersuchungen und Behandlungen im Krankenhaus auch ambulant durchzuführen. Leistungsbestandteile der ermächtigten Gebührenordnungsposition sind unter anderem:

- Echokardiographie
- Langzeit-EKG-Auswertung
- Belastungstests

Laut der Ermächtigung muss der ermächtigte Arzt diese Leistungen persönlich erbringen. Das bedeutet, dass er selbst die Echokardiographie durchführt, die Langzeit-EKGs auswertet und die Belastungstests leitet.

In der Praxis bedeutet das, dass der ermächtigte Arzt nicht seine Assistenzärzte oder Oberärzte diese spezifischen Aufgaben übernehmen lässt.

Die persönliche Ermächtigung ist mit einer persönlichen Leistungserbringung verbunden. Kein anderer Arzt darf die ermächtigten Leistungen erbringen als derjenige Arzt, der im Ermächtigungsbeschluss genannt wurde. Ausnahmen davon gelten nur bei Krankheit, Urlaub oder Teilnahme an ärztlicher Forbildung oder an einer Wehrübung. Dann dürfen Vertreter die Leistungen erbringen. Die Ärzte-ZV schreibt dazu in § 32 Abs. 1 Folgendes vor: *»Dauert die Vertretung länger als eine Woche, so ist sie der Kassenärztlichen Vereinigung mitzuteilen.«* Die Vertretung ist beschränkt auf 3 Monate innerhalb von 12 Monaten.

Andere Gründe für eine Vertretung durch Assistenzärzte oder Oberärzte gibt es für ermächtigte Ärzte nicht. Im Zweifelsfall darf die Behandlung des Patienten nicht erfolgen und muss ggf. verschoben werden.

4.1.2 Dokumentationspflicht

Eine gründliche und korrekte Dokumentation ist für die ärztliche Praxis unerlässlich. Das Patientenrechtegesetz hat die Dokumentationspflicht für Ärzte in § 630f des Bürgerlichen Gesetzbuches (BGB) festgelegt. Darüber hinaus ist die Dokumentationspflicht nicht nur im BGB, sondern auch im Bundesmantelvertrag Ärzte (§ 57) und in der Berufsordnung (§ 10) verankert. (vgl. für die nachfolgenden Ausführungen: Kassenärztliche Vereinigung Nordrhein 2024).

Der Bundesmantelvertrag schreibt vor, dass der Arzt Befunde, Behandlungsmaßnahmen und Leistungen einschließlich des Behandlungstages dokumentieren muss, während die Berufsordnung fordert, dass über Feststellungen und Maßnahmen die notwendigen Aufzeichnungen gemacht werden.

Die Hauptaufgabe der Dokumentation ist es, den Behandlungsverlauf festzuhalten und so eine sachgerechte therapeutische Behandlung und Weiterbehandlung sicherzustellen. Zudem dient die Dokumentation dazu, nachfolgende Ärzte über die Behandlungen, Maßnahmen und auch Therapien des Patienten zu informieren.

Einige Leistungsziffern im Einheitlichen Bewertungsmaßstab (EBM) setzen sogar explizit eine Dokumentation voraus. So heißt es beispielsweise in den folgenden Gebührenordnungspositionen:

- GOP 01707: »Screeningdokumentation gemäß Anlage 4 der Kinder-Richtlinie«
- GOP 05310: »Aufklärungsgespräch mit Dokumentation«
- GOP 06330: »Dokumentation«
- GOP 07345 »Verlaufskontrolle und Dokumentation des Therapieerfolges«
- GOP 13431: »Dokumentation«
- GOP 35100: »Schriftlicher Vermerk über ätiologische Zusammenhänge«

Die Dokumentationspflichten sind i. d. R. obligater Leistungsbestandteil, sodass sie erbracht werden müssen, um die entsprechende Gebührenordnungsziffer überhaupt abrechnen zu dürfen. Erfolgt eine Wirtschaftlichkeits- oder Plausibilitätsprüfung, wird in der Regel die ärztliche Dokumentation angefordert. Es liegt daher im eigenen Interesse der ermächtigten Ärzte, der geforderten Dokumentation nachzukommen.

Die Berufsordnung betont, dass die notwendigen ärztlichen Aufzeichnungen nicht nur Gedächtnisstützen für den Arzt selbst sind, sondern auch eine ordnungsgemäße Dokumentation im Interesse der Patienten darstellen und für einen möglichen externen Sachverständigen lesbar und verständlich sein müssen. Patienten haben das gesetzliche Recht auf unverzügliche Einsicht in ihre vollständigen Patientenakten, sofern keine erheblichen therapeutischen oder sonstigen Gründe dagegensprechen.

Inhalt und Zeitpunkt der Dokumentation

Gesetzlich ist vorgeschrieben, dass der Arzt Anamnese, Diagnose, durchgeführte Untersuchungen und deren Ergebnisse, sämtliche Befunde, Therapien und deren Wirkungen, Eingriffe und ihre Wirkungen sowie Einwilligungen und Aufklärungen dokumentiert. Zusätzlich sollten auch Arztbriefe in die Patientenakte aufgenommen werden. Es ist ratsam, über die gesetzlichen Vorgaben hinaus weitere Daten und Verordnungen zu erfassen. Auch wenn dies als zusätzliche Dokumentation lästig erscheint, sind diese weiteren Angaben hilfreich bei Wirtschaftlichkeits- oder Plausibilitätsprüfungen und vor allem bei Arzthaftungsfragen.

Ärzte sind verpflichtet, die Dokumentation zeitnah durchzuführen, idealerweise während oder unmittelbar nach der Behandlung. Nur in Ausnahmefällen kann bei einfachen Behandlungen eine Dokumentation aus dem Gedächtnis erstellt werden. Es ist wichtig, dass die Dokumentation so rechtzeitig erfolgt, dass die weitere Behandlung des Patienten nicht beeinträchtigt wird. Eine Verzögerung von mehreren Tagen kann problematisch sein. Rechtlich problematisch sind Dokumentationen, die erst Wochen oder Monate später erfolgen. Kommt es zu einem Arzthaftungsprozess, kann dann eine Beweislastumkehr zugunsten des Patienten eintreten.

In das Patientenrechtegesetz wurden keine Fristen zur Erstellung der Dokumentation aufgenommen; im Zweifelsfall werden die Umstände des Einzelfalls und die Gründe für die Verzögerung berücksichtigt.

Verständlichkeit und Form

Die Dokumentation hat eine zweifache Funktion:

- Sie muss zunächst eine ordnungsgemäße Behandlung sicherstellen und dem Arzt Informationen zum Behandlungsverlauf geben können, vor allem dann, wenn zwischen persönlichen Arzt-Patienten-Kontakten eine gewisse Zeitspanne liegt.
- Die Dokumentation hat der Patientenaufklärung zu dienen. Aus diesem Grunde müssen in der Dokumentation die wesentlichen diagnostischen und therapeutischen Sachverhalte verständlich formuliert sein. Die Formulierung soll in erster Linie dazu dienen, andere Ärzte zu informieren und nicht medizinische Laien.

Die Dokumentation muss dabei nicht voll ausformuliert sein. Es ist rechtlich unproblematisch, wenn Stichworte verwendet werden, solange sie verständlich sind.

»Berichtigungen und Änderungen in der Patientenakte sind nur zulässig, wenn der ursprüngliche Inhalt erkennbar bleibt und der Zeitpunkt der Änderung vermerkt wird, insbesondere bei elektronischen Akten.« (Kassenärztliche Vereinigung Nordrhein 2024).

Der ermächtigte Arzt muss jede erbrachte Leistung detailliert dokumentieren. Dies umfasst z. B. die Art der Leistung, den obligaten und, falls durchgeführt, den fakultativen Leistungsinhalt der Gebührenordnungsposition, den Umfang und die Zeitpunkte der Behandlung sowie die verwendeten Materialien und Methoden.

Ein besonderes Augenmerk ist z. B. auf folgende obligate Leistungsinhalte zu richten:

- GOP 09333: »Stimmfeldmessung mittels Schallpegelmessung bis 110 dB«
  Wichtig ist die Dokumentation, dass die Stimmfeldmessung bis 110 dB erfolgt ist. Bei weniger Dezibel ist der obligate Leistungsinhalt nicht erbracht und die Gebührenordnungsposition kann nicht abgerechnet werden.
- GOP 10320: »Metrische und fotografische Dokumentation vor Beginn und nach Abschluss der Therapie«
  Für die Dokumentation sind hier zwei Punkte wichtig: Es muss eine metrische und eine fotografische Dokumentation erfolgen. Eine fotografische Dokumentation allein reicht nicht aus. Die metrische und fotografische Dokumentation muss zweimal erfolgen, nämlich einmal vor Beginn und einmal nach Abschluss der Therapie. Wird nur einmal dokumentiert, ist der obligate Leistungsinhalt nicht erbracht und die Gebührenordnungsposition kann nicht abgerechnet werden.
- GOP 13432: »Polypektomie(n) von Polypen mit einer Größe > 5 mm mittels Hochfrequenzdiathermieschlinge«
  Es ist zu dokumentieren, dass der entfernte Polyp tatsächlich größer als 5 mm war. Ist er kleiner oder wurde die Größe gar nicht dokumentiert, dann ist der obligate Leistungsinhalt nicht erfüllt und die Gebührenordnungsposition kann nicht abgerechnet werden.
  Die Dokumentation muss so geführt werden, dass Dritte die Behandlungsschritte, abgerechneten Leistungsziffern, verordnete Therapien und weitere Entscheidungen des Arztes nachvollziehen können. Dies hilft bei eventuellen Rückfragen oder im Falle von rechtlichen Auseinandersetzungen. Die Dokumentation sollte zeitnah nach der Leistungserbringung erfolgen, um die Genauigkeit der Angaben zu gewährleisten. Verzögerungen können zu Erinnerungslücken führen und die Qualität der Dokumentation beeinträchtigen. Die Einhaltung der Dokumentationspflicht ist somit nicht nur eine rechtliche Notwendigkeit, sondern auch ein wesentlicher Bestandteil der professionellen ärztlichen Praxis, der zur Sicherstellung der Behandlungsqualität und zur Vermeidung rechtlicher Probleme beiträgt.

4.1.3 Abrechnung nach dem EBM

Der ermächtigte Arzt rechnet die erbrachten Leistungen nach dem Einheitlichen Bewertungsmaßstab (EBM) ab. Der EBM und die persönliche Ermächtigung des Arztes legen fest, welche Leistungen abrechnungsfähig sind und wie diese bewertet werden. Für jede erbrachte Leistung gibt es einen festgelegten Punktwert, der in einen Geldbetrag umgerechnet wird.

Bei den Gebührenordnungspositionen im EBM ist zwischen obligatem und fakultativem Leistungsinhalt zu unterscheiden:

- Obligate Leistungsinhalte müssen erbracht werden, damit die EBM-Ziffer abgerechnet werden darf. Beim obligaten Leistungsinhalt sind häufig mehrere Teilleistungen enthalten, die mit einem »und«, »oder« bzw. »und/oder« verbunden sind. Es ist darauf zu achten, dass alle erforderlichen Leistungsinhalte erbracht werden.
- Fakultative Leistungsinhalte können erbracht werden, müssen aber nicht erbracht werden. Werden sie erbracht, ist auf ihre Dokumentation zu achten. Weiterhin ist die Allgemeine Bestimmung 4.3.2 des EBM zu beachten. Demnach müssen alle apparativen, räumlichen und persönlichen Voraussetzungen aller fakultativen Leistungsinhalte vorliegen.

4.1.4 Konsequenzen bei Verstößen

Angenommen, der ermächtigte Arzt lässt in mehreren Fällen seine Assistenzärzte die Belastungstests durchführen und rechnet diese dennoch unter seiner EBM-Ziffer ab. Bei einer Prüfung stellt die Kassenärztliche Vereinigung fest, dass der ermächtigte Arzt gegen das Gebot der persönlichen Leistungserbringung verstoßen hat. Dies führt zu einer Kürzung seines Honorars, und er muss einen Großteil der bereits erhaltenen Vergütung zurückzahlen.

Das Bundessozialgericht hat u. a. am 21.03.2018 ein Urteil zu dieser Thematik gefällt (Az. B 6 KA 47/16 R). In konkreten Fall ging es darum, dass ein Pathologe behauptete, er habe die von ihm abgerechneten Leistungen persönlich erbracht, obwohl Befunde größtenteils nicht von ihm, sondern von Oberärzten erstellt und unterschrieben wurden. Das Gericht stellte fest, dass die reine Kontrollfunktion des Pathologen nicht ausreicht, um dem Gebot der persönlichen Leistungserbringung zu genügen. Dies führte zu einer Bestätigung der Honorarkürzung durch die Kassenärztliche Vereinigung.

Ein weiteres relevantes Urteil zur persönlichen Leistungserbringung im Rahmen der Ermächtigung von Krankenhausärzten wurde vom Sozialgericht München gefällt. In diesem Fall, der im Urteil vom 16.03.2022 (Az. S 38 KA 300/19) behandelt wurde, wurde die Pflicht zur persönlichen Leistungserbringung betont. Der Tatbestand war, dass ein Chefarzt einer Fachklinik über eine Ermächtigung zur Teilnahme an der vertragsärztlichen Versorgung verfügte. Bei einer Plausibilitätsprüfung stellte die Kassenärztliche Vereinigung fest, dass der Arzt eine Vielzahl von Leistungen abgerechnet hatte, die er nicht persönlich erbracht hatte. Stattdessen hatten Oberärzte und Assistenzärzte diese Leistungen durchgeführt. Dies führte zu einer Honorarrückforderung von ca. 85.000 Euro durch die KV.

Das Sozialgericht München stellte in seinem Urteil klar, dass die persönliche Leistungserbringung eine der Grundpflichten eines Arztes im Rahmen der vertragsärztlichen Versorgung darstelle, sei es durch Zulassung oder Ermächtigung. Während Vertragsärzte bestimmte Leistungen an genehmigte Assistenten delegieren können, sei dies für ermächtigte Krankenhausärzte nicht zulässig. Die Ermächtigung erlaube keine Delegation von ärztlichen Leistungen an andere Ärzte wie Oberärzte oder Assistenzärzte, auch wenn der Chefarzt auf diese im stationären Betrieb zugreifen könne. Ermächtigte Krankenhausärzte müssen die ihnen erteilten

Leistungen persönlich erbringen. Nichtärztliche Tätigkeiten können hingegen delegiert werden.

Das Gericht bestätigte somit die Rückforderung des Honorars durch die KV, da der Chefarzt seine Pflicht zur persönlichen Leistungserbringung verletzt hatte.

Diese Urteile verdeutlichen, dass Krankenhausärzte als ermächtigte Ärzte strikt an das Gebot der persönlichen Leistungserbringung gebunden sind. Eine Delegation von Aufgaben an nachgeordnetes Personal ist nur sehr eingeschränkt zulässig und kann bei Verstößen erhebliche finanzielle Einbußen zur Folge haben. Die Rechtsprechung zeigt klar, dass die persönliche Erbringung der ermächtigten Leistungen durch den Arzt selbst erfolgen muss, andernfalls drohen erhebliche Honorarkürzungen und Rückzahlungsverpflichtungen.

4.2 Besonderheiten des Einheitlichen Bewertungsmaßstabes (EBM)

Der Einheitliche Bewertungsmaßstab (EBM) bildet die rechtliche Abrechnungsgrundlage für die Abrechnung vertragsärztlicher Leistungen. Er regelt die Bewertung und Vergütung der ärztlichen Leistungen, die von den gesetzlichen Krankenkassen erstattet und über die Kassenärztlichen Vereinigungen abgewickelt werden.

Der EBM ist folgendermaßen ist in sich abschließend. Leistungen, die im EBM nicht auffindbar sind, können nicht wie in der Gebührenordnung für Ärzte (GOÄ) analogisiert werden.

4.2.1 Die Allgemeinen Bestimmungen des EBM

Der EBM ist das zentrale Regelwerk für die Abrechnung ärztlicher Leistungen der gesetzlich krankenversicherten Patienten in Deutschland. Er legt fest, welche Leistungen Ärzte zu Lasten der gesetzlichen Krankenkassen erbringen können und wie diese Leistungen vergütet werden. Die allgemeinen Bestimmungen im EBM enthalten grundlegende Regeln und Vorgaben, die bei der Abrechnung zu beachten sind.

Sie sind vergleichbar mit dem »Kleingedruckten« in Verträgen. Sie enthalten essenzielle Informationen, die für eine korrekte Abrechnung unerlässlich sind. Ein tiefes Verständnis dieser Bestimmungen ist entscheidend, um korrekte Abrechnungen sicherzustellen und Regressforderungen oder Strafen aufgrund von Fehlabrechnungen zu vermeiden. Jeder Vertragsarzt sollte daher mit diesen Bestimmungen vertraut sein und sich regelmäßig über Änderungen informieren, um die Einhaltung der gesetzlichen Vorgaben zu gewährleisten.

Geltungsbereich

Die allgemeinen Bestimmungen des EBM enthalten wichtige Informationen für die weitere Arbeit mit dem EBM, so sind in diesem Teil des EBM die Grundlagen für einen korrekten Umgang mit der Gebührenordnung und Abrechnung definiert.

Prinzip der persönlichen Leistungserbringung

Die Leistung muss persönlich durch den Arzt oder unter seiner Aufsicht und Verantwortung durch geeignetes Personal erbracht werden. Dies stellt sicher, dass die Qualität der medizinischen Versorgung gewahrt bleibt.

Abrechnungsregeln

Der EBM enthält genaue Vorgaben, wie Leistungen dokumentiert und abgerechnet werden müssen. Dazu gehört, dass jede erbrachte Leistung einzeln aufgeführt und nach den Regeln des EBM bewertet wird. Er enthält Hinweise zur Häufigkeit der Abrechnung von einzelnen Leistungsziffern, Besonderheiten zur Abrechnung und Definitionen des Behandlungs- und Krankheitsfalls:

Definition Behandlungsfall

Der Behandlungsfall ist definiert in § 21 Abs. 1 Bundesmantelvertrag Ärzte (BMV-Ä) als Behandlung desselben Versicherten durch dieselbe Arztpraxis in einem Kalendervierteljahr zu Lasten derselben Krankenkasse.

Definition Krankheitsfall

Der Krankheitsfall ist definiert in § 21 Abs. 1 Bundesmantelvertrag Ärzte (BMV-Ä) und umfasst das aktuelle sowie die drei nachfolgenden Kalendervierteljahre, die der Berechnung der krankheitsfallbezogenen Gebührenordnungsposition folgen.

Ausschlüsse und Einschränkungen

Bestimmte Leistungen sind nur unter definierten Bedingungen abrechenbar oder schließen sich gegenseitig aus.

Punktwerte

Jede Leistung im EBM wird neben einem Eurobetrag auch mit Punkten versehen.

Die Vergütung der Leistung wird durch die Multiplikation der Punkte der jeweiligen Leistungsziffer mit einem jährlich neu zu verhandelnden Punktwert ermittelt (▶ Tab. 1).

Tab. 1: Übersicht über die Orientierungspunktwerte der letzten Jahre

Jahr	Cent
2025	12,3934
2024	11,9339
2023	11,4915
2022	11,2662
2021	11,1244
2020	10,9871
2019	10,8226
2018	10,6543
2017	10,5300
2016	10,4361
2015	10,2718
2014	10,1300
2013	10,0000

Die Kassenärztlichen Vereinigungen erstellen jeweils Honorarverteilungsmaßstäbe (HVM), die Kriterien für die Honorarverteilung innerhalb der Kassenärztlichen Vereinigung festlegen. Das kann auch die Punktwerte beeinflussen, sodass sich der Auszahlungspunktwert vom verhandelten Punktwert unterscheiden kann.

4.2.2 Aufbau einer Gebührenordnungsposition

Jede im EBM aufgeführte Leistung ist in einer Gebührenordnungsposition (GOP) beschrieben.

Der Aufbau einer GOP umfasst mehrere Elemente:

- Jede Leistung hat eine eindeutige Nummer, die zur Identifikation und Abrechnung verwendet wird. Die ersten beiden Stellen einer Leistungsziffer geben im EBM das Abrechnungskapitel an.
- Eine detaillierte Beschreibung der medizinischen Leistung, die erfasst, welche Tätigkeiten die Leistung umfasst und welche Voraussetzungen erfüllt sein müssen. Leistungsziffern enthalten sogenannte obligate und fakultative Leis-

tungsinhalte. Die obligaten Leistungsinhalte sind zwingend zu erbringen und zu dokumentieren, ansonsten kann eine Leistungsziffer nicht berechnet werden.
- Die Anzahl der Punkte, die für die Erbringung der Leistung vergeben werden. Diese werden dann mit dem Punktwert multipliziert und ergeben das Honorar für die Erbringung der entsprechenden Leistung.
- Spezifische Regelungen zur Abrechnung der Leistung, z. B. Häufigkeit, Kombination mit anderen Leistungen und Ausschlusskriterien.

4.2.3 Besonderheiten von Gebührenordnungspositionen

Neben den allgemeinen GOPs gibt es spezielle Positionen im EBM, die bestimmte Besonderheiten aufweisen:

Für besonders aufwendige oder spezialisierte Leistungen können Zuschläge zu den normalen GOPs abgerechnet werden oder die Kassenärztliche Vereinigung rechnet diese Zuschläge automatisch hinzu.

Einige GOPs decken mehrere Einzelleistungen ab, die in einem Zusammenhang erbracht werden. Diese Komplexleistungen sollen eine umfassende Versorgung darstellen und werden entsprechend höher bewertet. Die Einzelleistungen sind dann in den Komplexen enthalten und können nicht zusätzlich berechnet werden. Diese Ausschlüsse sind z. B. im fakultativen Leistungsinhalt aufgeführt oder werden unterhalb der Leistungsziffer benannt und ausgeschlossen.

Ein Beispiel ist die Gebührenordnungsposition 18311: »Zusatzpauschale Behandlung und ggf. Diagnostik von Erkrankungen des Stütz- und Bewegungsapparates (angeboren, erworben, degenerativ, posttraumatisch, perioperativ) und/oder einer entzündlichen Erkrankung des Stütz- und Bewegungsapparates bei Jugendlichen und bei Erwachsenen (außer degenerativen und funktionellen Erkrankungen der Wirbelsäule)«.

Obligater Leistungsinhalt

- Funktionsdiagnostik (ggf. segmental) und Differentialdiagnostik
- Dokumentation von Bewegungseinschränkungen (z. B. nach der Neutral-Null-Methode)
- Weiterführende neurologische Diagnostik
- Mindestens 3 Arzt-Patienten-Kontakte im Behandlungsfall

Fakultativer Leistungsinhalt

- Anlage und/oder Wiederanlage eines immobilisierenden Verbandes unter Einschluss mindestens eines großen Gelenkes und/oder Fraktur(en)
- Anlage und/oder Wiederanlage eines Schienenverbandes
- Anlage und/oder Wiederanlage einer Orthese
- Mobilisation(en) nach Funktionsdiagnostik
- Anleitung zur Durchführung von Bewegungsübungen

- Durchführung einer Thromboseprophylaxe
- Gelenkpunktion(en) und/oder intraartikuläre Injektionen

Abrechnungsbestimmung

- Einmal im Behandlungsfall
- Abrechnungsausschlüsse
- In derselben Sitzung
- Am Behandlungstag
- Im Behandlungsfall
- Im Zeitraum von 21 Tagen nach Erbringung einer Leistung des Abschnitts 31.2

Nachfolgend eine kurze Erläuterung der wesentlichen verwendeten Begriffe:

- **Obligater Leistungsinhalt:** Eine GOP kann nur abgerechnet werden, wenn die obligaten, verpflichtenden Leistungsinhalte erbracht worden sind.
- **Fakultativer Leistungsinhalt:** Diese Inhalte müssen für die Abrechnung der GOP nicht zwingend erbracht werden – sie sind jedoch in der Vergütung der GOP mit abgegolten und können nicht zusätzlich abgerechnet werden.
- **In derselben Sitzung:** Dieser Passus bezieht sich auf denselben Arzt-Patienten-Kontakt, d. h., dass eine aufgeführte Leistung nur in derselben Sitzung nicht zusammen abgerechnet werden kann und darf. Vor oder nach der Sitzung wäre diese Leistungsziffer abrechnungsfähig.
- **Behandlungstag:** Die in der Gebührenordnungsposition aufgeführten Leistungsziffern können am gleichen Tag nicht nebeneinander berechnet werden. Dieser Ausschluss bezieht sich nur auf den gleichen Tag, an allen anderen Tagen im Quartal wäre diese Leistungsziffern abrechenbar, sofern sie erbracht und dokumentiert wurde.
- **Im Behandlungsfall:** Bei dieser Definition sind die genannten Leistungen im gesamten Quartal nicht zusammen oder nebeneinander berechnungsfähig.
- **Im Zeitraum von 21 Tagen:** Voraussetzung hierfür ist, dass es eine ambulante Operation gemäß Kapitel 31.2 EBM gegeben hat und die Frist von 21 Tagen nach der Operation noch nicht abgelaufen ist. In diesem Zeitraum darf keine der in der Gebührenordnungsposition aufgeführte Ziffer abrechnet werden.

4.3 Genehmigungspflichtige Leistungen

4.3.1 Einführung

In den Ermächtigungen findet sich der nachstehende Passus in dieser oder einer ähnlichen Formulierung:

- Falls der Ermächtigungsumfang genehmigungspflichtige Leistungen enthält (wie z. B. Röntgen, Ultraschall, Herzschrittmacherkontrollen etc.), bitten wir zu beachten, dass eine Abrechnung dieser Leistungen erst erfolgen kann, wenn die Kassenärztliche Vereinigung auf Antrag eine entsprechende Genehmigung erteilt hat.
- Die Ermächtigung ersetzt nicht eine – ggf. daneben zur Leistungserbringung erforderliche – Genehmigung der Kassenärztlichen Vereinigung z. B. nach den Richtlinien Qualitätssicherung oder nach dem EBM oder anderen vertraglichen Regelungen auf Bundesebene. Daneben sind die Regeln des EBM einzuhalten.

Der Hintergrund für diese Formulierung ist, dass für einige Untersuchungen und Behandlungen Genehmigungen erforderlich sind. Genehmigungspflichtige Leistungen sind spezielle medizinische Untersuchungen und Behandlungen, die von Ärzten und medizinischen Einrichtungen nur nach vorheriger Genehmigung durch die Kassenärztliche Vereinigung erbracht und abgerechnet werden dürfen. Diese Regelung soll sicherstellen, dass bestimmte, oft kostenintensive oder besonders spezialisierte Leistungen nach strengen Qualitätsstandards erbracht werden und damit eine hohe fachliche Qualität sichergestellt werden kann. Über die Überprüfung der Dokumentation und auch weitere Details wird die Qualität auch der ermächtigten Ärzte geprüft.

In der Allgemeinen Bestimmung 1.3 des EBM heißt es dazu: »*Die Durchführung und Berechnung von Leistungen, für die es vertragliche Vereinbarungen gemäß § 135 Abs. 1 oder Abs. 2 SGB V gibt, setzen die für die Berechnung der Leistungen notwendige Genehmigung durch die Kassenärztliche Vereinigung voraus.*«

In den Gebührenordnungspositionen des EBM finden sich dann z. B. folgende Formulierungen:

- Die Berechnung der Gebührenordnungsposition 01765 setzt eine Genehmigung der Kassenärztlichen Vereinigung nach der Qualitätssicherungsvereinbarung Abklärungskolposkopie gemäß § 135 Abs. 2 SGB V voraus. (Abklärungskolposkopie)
- Die Berechnung der Gebührenordnungsposition 13421 setzt eine Genehmigung der Kassenärztlichen Vereinigung gemäß § 135 Abs. 2 SGB V voraus. (Zusatzpauschale Koloskopie)
- Die Berechnung der Gebührenordnungsposition 13545 setzt eine Genehmigung der Kassenärztlichen Vereinigung nach der Ultraschallvereinbarung gemäß § 135 Abs. 2 SGB V voraus. (Zusatzpauschale Kardiologie)
- Kapitel 33 Anmerkung Nr. 1: Die Berechnung der Gebührenordnungspositionen dieses Kapitels setzt eine Genehmigung der Kassenärztlichen Vereinigung nach der Ultraschall-Vereinbarung gemäß § 135 Abs. 2 SGB V voraus.
- Kapitel 34.1 Präambel Nr. 2: Die Berechnung der Gebührenordnungspositionen dieses Kapitels setzt jeweils eine Genehmigung der Kassenärztlichen Vereinigung entweder nach der Vereinbarung zur Strahlendiagnostik und -therapie oder zur Kernspintomographie-Vereinbarung oder zur Vereinbarung zur invasiven Kardiologie oder zur Vereinbarung zur interventionellen Radiologie oder zur Mammographie-Vereinbarung gemäß § 135 Abs. 2 SGB V voraus. Die Berech-

nung der Gebührenordnungsposition 34274 setzt eine Genehmigung der Kassenärztlichen Vereinigung nach der Qualitätssicherungsvereinbarung zur Vakuumbiopsie der Brust gemäß § 135 Abs. 2 SGB V voraus.

Nicht so eindeutig sind Formulierungen in den folgenden Gebührenordnungspositionen:

- 13620 »Zusatzpauschale ärztliche Betreuung bei LDL-Apherese gemäß Nr. 1 Anlage I ›Anerkannte Untersuchungs- oder Behandlungsmethoden‹ der Richtlinie Methoden vertragsärztliche Versorgung des Gemeinsamen Bundesausschusses, ausgenommen bei isolierter Lp(a)-Erhöhung«
- 19315 »Histopathologische Untersuchung entsprechend der Qualitätssicherungsvereinbarung zur histopathologischen Untersuchung im Rahmen des Hautkrebs-Screenings gemäß § 135 Abs. 2 SGB V«

Auch diese Gebührenordnungspositionen setzen für ihre Erbringung den Nachweis der Qualifikation und damit die Genehmigung seitens der Kassenärztlichen Vereinigung voraus. Auf die Allgemeine Bestimmung 1.3 des EBM wurde schon hingewiesen. Für die Richtlinie Methoden vertragsärztlicher Versorgung des Gemeinsamen Bundesausschusses ergibt sich die Regelungskompetenz aus dem dortigen § 1 Abs. 1:

> *»Die Richtlinie benennt in Anlage I die vom Gemeinsamen Bundesausschuss nach Überprüfung gemäß § 135 Abs. 1 SGB V anerkannten ärztlichen Untersuchungs- und Behandlungsmethoden der vertragsärztlichen Versorgung und – soweit zur sachgerechten Anwendung der neuen Methode erforderlich – die notwendige Qualifikation der Ärzte, die apparativen Anforderungen sowie die Anforderungen an Maßnahmen der Qualitätssicherung und die erforderliche Aufzeichnung über die ärztliche Behandlung. Die erforderliche Qualifikation kann dabei entweder den angegebenen Qualitätsrichtlinien gemäß § 135 SGB V oder den GBA-Richtlinien entnommen werden.«*

Das Verfahren zur Beantragung und Genehmigung bei genehmigungspflichtigen Leistungen ist damit ein zweistufiges Verfahren (▶ Abb. 5).

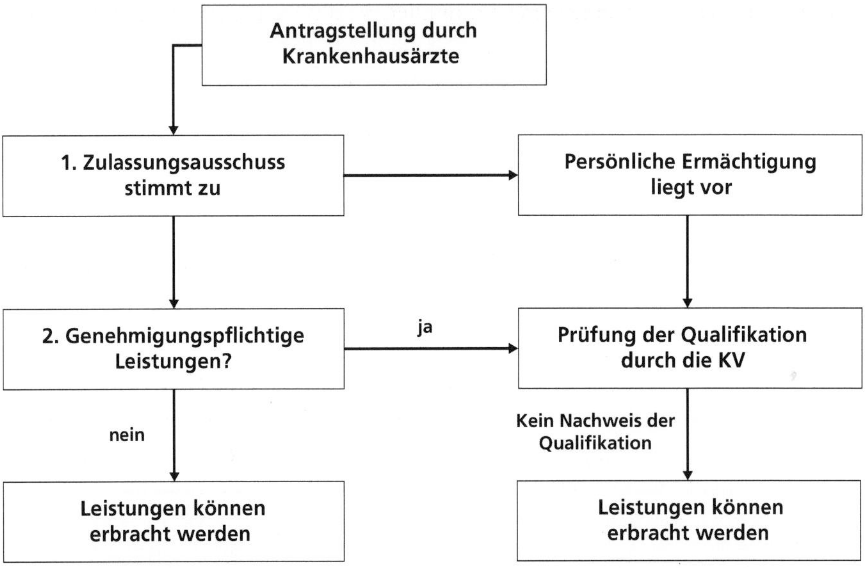

Abb. 5: Beantragung und Genehmigung genehmigungspflichtiger Leistungen

4.3.2 Beispiele für genehmigungspflichtige Leistungen im EBM

An zwei Beispielen soll das Genehmigungsverfahren erläutert werden.

Beispiel 1: Antrag auf Genehmigung Kapselendoskopie

Bei den beiden Gebührenordnungspositionen zur Kapselendoskopie handelt es sich um genehmigungspflichtige Leistungen:

- Zusatzpauschale Durchführung einer Kapselendoskopie bei Erkrankungen des Dünndarms (GOP 13425)
- Zusatzpauschale Auswertung einer Untersuchung mittels Kapselendoskopie bei Erkrankungen des Dünndarms (GOP 13426)

In der jeweiligen Anmerkung steht einheitlich: »*Die Berechnung der Gebührenordnungsposition … setzt eine Genehmigung der Kassenärztlichen Vereinigung nach der Qualitätssicherungsvereinbarung Kapselendoskopie gemäß § 135 Abs. 2 SGB V voraus.*«

Um die Durchführung bzw. Auswertung der Kapselendoskopie abrechnen zu können, muss somit ein Antrag bei der zuständigen Kassenärztlichen Vereinigung gestellt werden. Dazu gibt es auf den Homepages der Kassenärztlichen Vereinigungen Vordrucke, die heruntergeladen werden können und ausgefüllt werden müssen. Die Antragsformulare unterscheiden sich im Aufbau, aber die anzugebenden Informationen sind in allen Kassenärztlichen Vereinigungen die gleichen.

Rein zeitlich geht die Ermächtigung der Genehmigung voraus, da bei der Antragstellung zur Genehmigung der Zeitpunkt der Ermächtigung angegeben werden muss. Bevor man einen Antrag stellt, sollte man sich die »Vereinbarung von Qualitätssicherungsmaßnahmen nach § 135 Abs. 2 SGB V für die Dünndarm-Kapselendoskopie zur Abklärung obskurer gastrointestinaler Blutungen (Qualitätssicherungsvereinbarung Dünndarm-Kapselendoskopie)« anschauen. In dieser Vereinbarung sind alle Inhalte enthalten, die auch in den Anträgen angegeben werden müssen. Die Qualitätssicherungsvereinbarungen findet man auf der Homepage der Kassenärztlichen Bundesvereinigung (https://www.kbv.de/html/qs-vereinbarungen.php).

Die Antragsformulare haben einen Aufbau, der sich im Wesentlichen an der Qualitätssicherungsvereinbarung orientiert. So wird die fachliche Befähigung, die apparative Ausstattung, organisatorische Regelungen sowie Dokumentation und ggf. Statistiken behandelt.

Angaben zur fachlichen Befähigung

Die beiden genannten EBM-Gebührenordnungspositionen zur Kapselendoskopie können grundsätzlich nur von an der fachärztlichen Versorgung teilnehmenden Fachärzten für Innere Medizin und Gastroenterologie erbracht werden.

Es muss angegeben werden, für welche Untersuchungen ein Antrag gestellt wird:

- Indikationsstellung und Applikation von Dünndarm-Kapselendoskopie und/oder
- Auswertung von Dünndarm-Kapselendoskopien

Zum Nachweis der fachlichen Befähigung müssen eine Bescheinigung oder eine formlose Erklärung oder pseudonymisierte Patientendokumentationen über die selbständige Indikationsstellung und Applikation von 5 Kapseln zur Dünndarm-Kapselendoskopie-Untersuchung, ggf. unter Anleitung, innerhalb von einem Jahr vor Antragstellung der Genehmigung vorgelegt werden.

Zusätzlich müssen Ärzte, die einen Antrag auf die **Applikation** von Kapseln stellen, Erfahrungen in der Auswertung von Dünndarm-Kapselendoskopien durch selbständig durchgeführte Auswertungen unter Anleitung eines zur Weiterbildung befugten Facharztes oder die Teilnahme an einem von der Kassenärztlichen Vereinigung anerkannten Kapselendoskopiekurs nachweisen. Der Nachweis erfolgt durch Zeugnisse oder Bescheinigungen.

Ärzte, die einen Antrag zur Genehmigung von **Auswertungen** von Dünndarm-Kapselendoskopie-Untersuchungen stellen, müssen zusätzlich die Auswertungen von mindestens 25 Dünndarm-Kapselendoskopie-Untersuchungen unter Anleitung eines zur Weiterbildung befugten Facharztes nachweisen. Auch hier sind Zeugnisse oder Bescheinigungen vorzulegen.

Angaben zu den apparativen Voraussetzungen

In § 4 der Qualitätssicherungsvereinbarung Dünndarm-Kapselendoskopie sind die apparativen Voraussetzungen aufgeführt.

Der Antragsteller muss bestätigen, dass das verwendete Kapselendoskopie-System alle Anforderungen nach § 4 erfüllt. Zusätzlich ist ein vom Hersteller vollständig ausgefülltes und unterschriebenes Formular »Angaben zur apparativen Ausstattung« dem Antrag beizufügen.

Inhalte dieser Gewährleistungserklärung sind u. a. getrennte Angaben zur Kapsel, zum Aufzeichnungsgerät und zur Auswertungseinheit. Der Hersteller muss versichern, dass die Komponenten des Dünndarm-Kapselendoskopie-Systems (Kapsel, Aufzeichnungsgerät, Auswertungseinheit) aufeinander abgestimmt sind.

Angaben zu den organisatorischen Voraussetzungen

Der antragstellende Arzt muss Folgendes versichern:
»Folgende organisatorischen Voraussetzungen müssen erfüllt sein:

1. *Der Patient ist im Hinblick auf die durchzuführende Untersuchung einschließlich der Komplikationsmöglichkeiten und besonderer Verhaltensanforderungen in Bezug auf die Vorbereitung und die Durchführung der Untersuchung aufzuklären.*
2. *Eine Positionskontrolle der Kapsel durch Echtzeitüberwachung muss durchführbar sein.*
3. *Die Möglichkeit, eine endoskopische Positionierung der Kapsel ins Duodenum vorzunehmen, muss gewährleistet werden.« (§ 5 Abs. 1 Qualitätssicherungsvereinbarung Dünndarm-Kapselendoskopie)*

Der die Untersuchung durchführende Arzt muss gewährleisten, dass er für die Patienten mindestens für 8 Stunden nach Applikation bzw. Positionierung der Kapsel erreichbar ist.

Dokumentation und Jahresstatistik

Der antragstellende Arzt verpflichtet sich, die in § 7 der Qualitätssicherungsvereinbarung Dünndarm-Kapselendoskopie aufgeführten Dokumentationspflichten zu erfüllen.

Der applizierende Arzt ist verpflichtet, für alle Dünndarm-Kapselendoskopien eine zusammenfassende Jahresstatistik zu erstellen.

Überprüfung der Voraussetzungen

Der antragstellende Arzt muss bei der Beantragung auch das Einverständnis abgeben, dass die für die Kassenärztliche Vereinigung zuständige Kommission für

Qualitätssicherung (QS-Kommission) vor Ort prüfen kann, ob die vom Antragsteller bestätigten Voraussetzungen auch vorliegen.

Beispiel 2: Antrag auf Genehmigung Ultraschalleistungen

Während das Genehmigungsverfahren für die Erbringung von Kapselendoskopie-Untersuchungen recht überschaubar ist, ist der Antrag auf die Genehmigung zur Durchführung von Ultraschalluntersuchungen umfangreicher.

Falls Ultraschallleistungen im Rahmen der persönlichen Ermächtigung erbracht werden sollen, muss zunächst ein Antrag bei der zuständigen Kassenärztlichen Vereinigung gestellt werden.

Bevor man einen Antrag stellt, sollte man sich die »Vereinbarung von Qualitätssicherungsmaßnahmen nach § 135 Abs. 2 SGB V zur Ultraschalldiagnostik (Ultraschall-Vereinbarung)« ansehen, da der Antrag auf Genehmigung mehrfach Bezug auf die Ultraschall-Vereinbarung nimmt. Die Qualitätssicherungsvereinbarungen findet man auf der Homepage der Kassenärztlichen Bundesvereinigung (https://www.kbv.de/html/qs-vereinbarungen.php).

Neben persönlichen Angaben sind in dem Antrag anzugeben:

- Angaben zur fachlichen Befähigung
- Angaben zu den beantragten Ultraschallleistungen
- Anforderungen an die apparative Ausstattung
- Auflagen zur Ärztlichen Dokumentation und zur Prüfung

Angaben zur fachlichen Befähigung

Bei den Angaben zur fachlichen Befähigung muss angegeben werden, welche Qualifikation man erworben hat, um Ultraschallleistungen erbringen zu können. Die Ultraschall-Vereinbarung unterscheidet hier drei verschiedene Möglichkeiten für den Erwerb der entsprechenden Qualifikationen:

- Erwerb der fachlichen Befähigung nach der Weiterbildungsordnung nach § 4
  Dieser Qualifikationsnachweis liegt vor, wenn im Rahmen der Weiterbildung eingehende Kenntnisse und Erfahrungen zu den beantragten Ultraschallleistungen erworben wurden. Die Berechtigung über das Führen der entsprechenden Facharztbezeichnung muss vorliegen. Und schließlich muss gemäß der Anlage I der Ultraschall-Vereinbarung eine bestimmte Anzahl der beantragten Leistungen selbständig durchgeführt worden sein. Dabei werden auch die Zeugnisse von dem anleitenden Arzt über die selbstständig durchgeführten Leistungen verlangt.
- Erwerb der fachlichen Befähigung in einer ständigen Tätigkeit nach § 5
  Hierzu müssen die für die Ultraschalldiagnostik benötigten Kenntnisse und Erfahrungen im Rahmen einer 18monatigen Tätigkeit erworben worden sein. Die gemäß der Anlage I der Ultraschall-Vereinbarung geforderte Anzahl an Untersuchungen müssen unter Anleitung eines qualifizierten Arztes selbständig

durchgeführt worden sein. Der Nachweis der erfolgreichen Teilnahme an einem Kolloquium muss vorgelegt werden. Ferner sind die Zeugnisse von dem anleitenden Arzt über die absolvierte ständige Tätigkeit in der Ultraschalldiagnostik und die selbständig durchgeführten Ultraschalluntersuchungen vorzulegen.
- Erwerb der fachlichen Befähigung durch Teilnahme an Ultraschallkursen nach § 6

Durch die Teilnahme an Ultraschallkursen kann ebenfalls die erforderliche Qualifikation erworben werden, wobei zwischen der Teilnahme am Grundkurs und der Teilnahme am Abschlusskurs mindestens 9 Monate liegen müssen. Die gemäß der Anlage I der Ultraschall-Vereinbarung geforderte Anzahl an Untersuchungen müssen unter Anleitung eines qualifizierten Arztes selbständig durchgeführt worden sein. Auch hier sind die Zeugnisse von dem anleitenden Arzt vorzulegen. Im Anschluss muss an einem Kolloquium erfolgreich teilgenommen werden.

Soweit die fachliche Befähigung in einem Anwendungsbereich durch Ultraschallkurse erworben wird, kann der theoretische Teil des Abschlusskurses nach § 6 durch eine erfolgreiche computergestützte Fortbildung (Tutorial) ersetzt werden. Dazu hat der Arzt fallbezogene Ultraschallaufnahmen aus dem jeweiligen Anwendungsbereich zu beurteilen und fallbezogene Fragen zu beantworten. Ansonsten gelten die gleichen Voraussetzungen wie bei der Teilnahme an Ultraschallkursen.

Angaben zu den beantragten Ultraschallleistungen

Bei der Antragstellung bei der Kassenärztlichen Vereinigung muss detailliert angegeben werden, welche Ultraschalldiagnostik beantragt wird. Die Antragsformulare der Kassenärztlichen Vereinigung orientieren sich hierbei an der Anlage I der Ultraschall-Vereinbarung.

Das sieht dann beispielsweise so aus (► Tab. 2):

Tab. 2: Angaben der Anlage I der Ultraschall-Vereinbarung (Quelle: Ultraschall-Vereinbarung, Anlage I)

1. Gehirn	1.1 Gehirn durch die offene Fontanelle	☐
2. Auge	2.1 Gesamte Diagnostik des Auges im A-Mode-Verfahren	☐
	Gesamte Diagnostik des Auges im B-Mode-Verfahren	☐
	2.2 Biometrie des Auges sowie Messungen der Hornhautdicke	☐
	Biometrie des Auges – A-Mode	☐
	Biometrie des Auges – A-Mode/Laufzeitmessung	☐
	Pachymetrie (Messung der Hornhautdicke) / A-Mode	☐
	Pachymetrie (Messung der Hornhautdicke) / B-Mode	☐
…		☐

Es muss jedes Verfahren, welches beantragt werden soll, angekreuzt werden. Eine Einschränkung ergibt sich dadurch, dass nur solche Verfahren ausgewählt werden dürfen, für die man die Qualifikation besitzt.

Anforderungen an die apparative Ausstattung

Die Ultraschall-Vereinbarung macht in Anlage III umfangreiche Vorgaben zu den Anforderungen an die apparative Ausstattung.

Für die in der Tabelle gerade genannte Pachymetrie zur Messung der Hornhautdicke werden beispielsweise folgende Vorgaben gemacht (▶ Tab. 3):

Tab. 3: Detailangaben der Anlage I der Ultraschall-Vereinbarung (Quelle: Ultraschall-Vereinbarung, Anlage III, AK 2.6 Pachymetrie zur Messung der Hornhautdicke des Auges)

Gebührenordnungsposition		**33002**
Organ bzw. Körperregion		**Messung der Hornhautdicke des Auges**
Arbeitsmodus		**B-Modus**
Zugang		**Immersion**
Altersgruppe		**-**
Nr.	**Kriterium**	**Anforderung**
1.	**Schallkopf**	Mechanischer Schallkopf mit Einzelwandler
2.1	**Sendefrequenz**	≥ 20,0 MHz
2.2	**Fokussierung**	-
3.1	**Empfangsverstärkung**	Einstellbar mit dB-Kalibrierung
3.2	**Empfangsdynamik**	-
4.1	**Bildfeld**	Bildfeldtiefe ≥ 2,5 mm. Bildfeldbreite ≥ 2,5 mm.
4.2	**Doppler-Messfeld**	
5.	**Bildwiederholfrequenz**	-
6.	**Bilddokumentation**	Bilddokumentation auf einem digitalen oder analogen Medium entsprechend der Archivierungspflicht mit folgenden Inhalten: Entfernungsmaßstab, Sendefrequenz oder Sendefrequenzbereich, Patientenidentität, Untersuchungsdatum, Schallkopfbezeichnung, Praxisidentifikation, zur Befunderstellung notwendige Messwerte und Messmarker Axiale Auflösung in Wasser (-6 dB) ≤ 0,12 mm, Messfehler des angezeigten Markerabstandes ≤ 0,05 mm (axial) * Zeitlicher Abstand zwischen dem Empfang

Tab. 3: Detailangaben der Anlage I der Ultraschall-Vereinbarung (Quelle: Ultraschall-Vereinbarung, Anlage III, AK 2.6 Pachymetrie zur Messung der Hornhautdicke des Auges) – Fortsetzung

Gebührenordnungsposition		**33002**
Organ bzw. Körperregion		**Messung der Hornhautdicke des Auges**
Arbeitsmodus		**B-Modus**
Zugang		**Immersion**
Altersgruppe		**-**
Nr.	**Kriterium**	**Anforderung**
		des Echos und der Darstellung am Monitor ≤ 0,1 s * Laufzeitauflösung in der Echogrammdarstellung: ≤ 0,05 µs * ——— * Technische Definition (nicht Gegenstand der Bilddokumentation)
7.	**Bittiefe der Signaldarstellung**	Mindestens 8 bit
8.	**Bereich der Doppler-Frequenzverschiebung**	-
9.1	**Technische Bildqualität: Organe/ Körperregion**	Darstellung der Hornhaut
9.2	**Technische Bildqualität: Charakteristische Bildmerkmale**	Bildschärfe der Hornhautkonturen

Der Beantragung einer bestimmten Ultraschallleistung ist eine Gewährleistungserklärung des Herstellers oder Vertreibers, die von ihm auszufüllen und zu unterschreiben ist, beizufügen. Aus dieser Erklärung gehen u. a. die Gerätebezeichnung, die Gerätenummer, das Baujahr, der Schallkopf und die Frequenz hervor.

Kommt es während der Laufzeit der Ermächtigung zu einem Wechsel des Ultraschallgeräts, muss eine Mitteilung an die Kassenärztliche Vereinigung erfolgen.

Auflagen zur ärztlichen Dokumentation und zur Prüfung

Die Ultraschall-Vereinbarung legt in § 10 fest, dass für jede erbrachte Ultraschalluntersuchung eine umfangreiche ärztliche Dokumentation zu erfolgen hat. Von dem beantragenden Arzt ist diese Dokumentation einzuhalten.

Schließlich muss bei der Beantragung auch das Einverständnis abgegeben werden, dass die für die Kassenärztliche Vereinigung zuständige Kommission für Qualitätssicherung (QS-Kommission) vor Ort prüfen kann, ob die vom Antragsteller bestätigten Voraussetzungen auch vorliegen.

4.3.3 Beachtung der Allgemeinen Bestimmung des EBM

Die hier dargestellten genehmigungspflichtigen Leistungen sind Bestandteil des EBM. Von daher sind auch die Allgemeinen Bestimmungen des EBM zu beachten. Relevant ist hier vor allem die Allgemeine Bestimmung 4.3.2. Der einschlägige Teil lautet:

> *»Die Berechnung von Gebührenordnungspositionen ist nur möglich, wenn die apparativen, räumlichen und persönlichen Voraussetzungen … zur Erbringung mindestens eines obligaten sowie aller fakultativen Leistungsinhalte im Gebiet und/oder im Schwerpunkt gegeben sind.«*

Die Problematik, die sich hieraus ergibt, wird im »Kommentar zu EBM und GOÄ« von Wezel und Liebold (2025) wie folgt beschrieben: *»Dies gilt für die fakultativen Leistungen auch dann, wenn diese im Einzelfall nicht erbracht werden. Als Komplexe oder Pauschalen im Sinne 4.3.2 der Allgemeinen Bestimmungen sind nicht nur die im EBM ausdrücklich als solche bezeichneten Gebührenordnungspositionen zu verstehen, sondern alle Abrechnungsnummern, die mehrere Teilleistungen umfassen.«*

An einem konkreten Beispiel der »Zusatzpauschale Kardiologie« (EBM GOP 13545) sei dies erläutert.

Es handelt sich bei dieser Gebührenordnungsposition unzweifelhaft um eine Pauschale, was nicht nur durch die Bezeichnung, sondern auch durch die aufgeführten Teilleistungen zum Ausdruck kommt.

Beispiel: 13545 Zusatzpauschale Kardiologie

Obligater Leistungsinhalt

- Duplex-Echokardiographische Untersuchung (Nr. 33022)
- Druckmessung(en)

Fakultativer Leistungsinhalt

- Infusion(en) (Nr. 02100)
- Arterielle Blutentnahme (Nr. 02330)
- Intraarterielle Injektion (Nr. 02331)
- Belastungs-EKG (Nr. 13251)
- Aufzeichnung Langzeit-EKG (Nr. 13252)
- Computergestützte Auswertung Langzeit-EKG (Nr. 13253)
- Langzeit-Blutdruckmessung (Nr. 13254)
- Doppler-Echokardiographische Untersuchung (Nr. 33021)
- Echokardiographische Untersuchung (Nr. 33020)
- …

Anmerkung
Die Berechnung der Gebührenordnungsposition 13545 setzt eine Genehmigung der Kassenärztlichen Vereinigung nach der Ultraschallvereinbarung gemäß § 135 Abs. 2 SGB V voraus.

In der Anmerkung steht die Voraussetzung dafür, dass die Zusatzpauschale Kardiologie abgerechnet werden darf: eine Genehmigung seitens der Kassenärztlichen Vereinigung nach der Ultraschallvereinbarung.

Liegt eine entsprechende Genehmigung gemäß der Ultraschallvereinigarung vor, dann kann abgerechnet werden:

- der obligate Inhalt »Duplex-Echokardiographische Untersuchung« (GOP 33022),
- der fakultative Leistungsinhalt »Doppler-Echokardiographische Untersuchung« (GOP 33021) und
- der fakultative Leistungsinhalt »Echokardiographische Untersuchung« (GOP 33020).

Augfrund der Allgemeinen Bestimmung 4.3.2 müssen aber auch alle anderen fakultativen Leistungsinhalte erbracht werden können, selbst dann, wenn beispielsweise nie ein Langzeit-EKG erbracht werden soll. Damit die fakultativen Inhalte erbracht werden können, müssen u. a. alle persönlichen Voraussetzungen vorliegen. Zu diesen persönlichen Voraussetzungen gehören auch Genehmigungen, da diese die Qualifikation des Arztes zum Ausdruck bringen.

Mit anderen Worten: Damit die Zusatzpauschale Kardiologie abgerechnet werden kann, müssen auch für die folgenden fakultativen Leistungen Genehmigungen beantragt werden:

- Die Berechnung der Gebührenordnungsposition 13252 setzt eine Genehmigung der Kassenärztlichen Vereinigung nach der Vereinbarung zur Durchführung von Langzeitelektrokardiographischen Untersuchungen gemäß § 135 Abs. 2 SGB V voraus.
- Die Berechnung der Gebührenordnungsposition 13253 setzt eine Genehmigung der Kassenärztlichen Vereinigung nach der Vereinbarung zur Durchführung von Langzeitelektrokardiographischen Untersuchungen gemäß § 135 Abs. 2 SGB V voraus.

Ohne die Genehmigung für diese beiden fakultativen Leistungsinhalte liegen die Voraussetzungen für die Abrechnung nicht vor.

4.3.4 Widerruf von Genehmigungen

In Genehmigungen findet sich beispielsweise folgender Satz:

- Wir bitten um Verständnis dafür, dass wir uns gem. §§ 32 und 47 SGB X den Widerruf dieser Genehmigung für den Fall festgestellter Qualitätsmängel abgerechneter Leistungen vorbehalten.

Eine der Voraussetzungen dafür, dass dem Antrag zur Genehmigung von genehmigungspflichtigen Leistungen stattgegeben wird, ist das Einverständnis des Arztes, dass die für die Kassenärztliche Vereinigung zuständige Kommission für Qualitätssicherung vor Ort prüfen kann, ob die vom Antragsteller bestätigten Voraussetzungen auch vorliegen. Nur durch Vor-Ort-Prüfungen bzw. die Prüfung von Dokumentationen kann gewährleistet werden, dass die Qualität der Leistungserbringung auch den Vorgaben entspricht.

Weitere Ausführungen dazu finden sich zum einen in den

- Richtlinien der Kassenärztlichen Bundesvereinigung für Verfahren zur Qualitätssicherung (Qualitätssicherungs-Richtlinien der KBV) gemäß § 75 Abs. 7 SGB V sowie
- in der mit dem GKV-Spitzenverband abgeschlossenen Rahmenvereinbarung für Qualitätssicherungsvereinbarungen gemäß § 135 Abs. 2 SGB V.

Details zu den Qualitätsprüfungen finden sich in den einzelnen Qualitätssicherungsvereinbarungen.

In den Richtlinien der Kassenärztlichen Vereinigung wird festgelegt, dass sich die Kassenärztlichen Vereinigungen durch Prüfungen über die Qualität der erbrachten Leistungen insbesondere der genehmigungspflichtigen Leistungen zu vergewissern haben. Hierbei sind die Kassenärztlichen Vereinigungen berechtigt, Angaben und Unterlagen über die Art der Leistungserbringung zu verlangen.

Ein Widerruf der Genehmigung zur Durchführung und Abrechnung von genehmigungspflichtigen Leistungen ist in zwei Fällen möglich:

1. Wenn eine Qualitätsprüfung durch den Arzt verweigert wird, kann dies zu einem Widerruf der Genehmigung führen. In Punkt 6.6. der Richtlinie heißt es: *»Eine Überprüfung ist nur dann zulässig, wenn der betreffende Arzt hierzu schriftlich sein Einverständnis erklärt hat. Wird die Einverständniserklärung durch den Arzt verweigert, kann die Kassenärztliche Vereinigung die Genehmigung zur Durchführung und Abrechnung der betreffenden Leistungen versagen oder widerrufen.«*
2. Ist der Arzt mit einer Qualitätsprüfung einverstanden, so wird diese durchgeführt. Werden hierbei Mängel entdeckt, wird der Arzt aufgefordert, innerhalb einer angemessenen Frist die Qualitätsmängel zu beseitigen und dies gegenüber der Kassenärztlichen Vereinigung nachzuweisen. Erfolgt das nicht, tritt das Verfahren nach Punkt 6.11 der Richtlinie in Kraft: *»Kommt der Arzt der Aufforderung der Kassenärztlichen Vereinigung nicht nach, entscheidet der Vorstand der Kassenärztlichen Vereinigung über das weitere Vorgehen. Dabei kann er die Genehmigung zur Durchführung und Abrechnung der betreffenden Leistung(en) mit einer Frist von zwei Monaten zum Ende eines Kalendervierteljahres versagen oder widerrufen.«*

Die Rahmenvereinbarung hebt noch einmal hervor, dass die zur Erbringung genehmigungspflichtiger Leistungen berechtigten Ärzte verpflichtet sind, die in der jeweiligen Qualitätssicherungsvereinbarung geregelten Anforderungen an die Aufrechterhaltung der fachlichen Befähigung und die vorgeschriebene Dokumentation zu erfüllen (§ 6 Abs. 1 der Rahmenvereinbarung). Kann der Nachweis nicht geführt werden, ist die Genehmigung mit Wirkung für diesen Arzt zu widerrufen (§ 6 Abs. 4).

In den einzelnen Qualitätssicherungsvereinbarungen werden die Details der Prüfung durch die Kassenärztliche Vereinigungen geregelt. Wie diese Regelungen beispielhaft aussehen, soll kurz anhand der beiden weiter oben genannten Beispiele zur Kapselendoskopie und zum Ultraschall gezeigt werden.

Beispiel 1: Prüfungen Kapselendoskopie

Die Qualitätsprüfungen sowie die sich möglicherweise ergebenden Konsequenzen sind in der »Qualitätssicherungsvereinbarung Dünndarm-Kapselendoskopie« enthalten. Bei den Prüfungen handelt es sich um Auflagen für die Aufrechterhaltung der Genehmigung für die Erbringung der beantragten und genehmigten Leistungen.

Ärzte, die über eine Genehmigung zur Auswertung von Dünndarm-Kapselendoskopien verfügen, müssen die selbständige Auswertung von mindestens 10 Dünndarm-Kapselendoskopie-Untersuchungen innerhalb eines Zeitraums von jeweils 12 Monaten nachweisen. Kann der Nachweis nicht geführt werden, verbleibt dem Arzt eine Frist von weiteren 12 Monaten, in der er die geforderten mindestens 10 Auswertungen nachweisen kann. Gelingt das nicht, dann wird die Genehmigung zur Auswertung von Dünndarm-Kapselendoskopie-Untersuchungen widerrufen (§ 6 Abs. 3 der Qualitätssicherungsvereinbarung Dünndarm-Kapselendoskopie)

Sowohl der applizierende als auch der auswertende Arzt sind zu einer umfangreichen Dokumentation sowie auch zur Erstellung einer Jahresstatistik verpflichtet. »*Ergeben sich aus der Jahresstatistik Hinweise auf mögliche Qualitätsdefizite, kann die Kassenärztliche Vereinigung die Dokumentationen … zur stichprobenhaften Überprüfung von Einzelfällen anfordern und ggf. weitere qualitätssichernde Maßnahmen einleiten.*« (§ 8 Abs. 4 der Qualitätssicherungsvereinbarung Dünndarm-Kapselendoskopie).

In der »Anlage 1 Datenerhebung im Rahmen der Qualitätssicherungs-Vereinbarung Dünndarm-Kapselendoskopie zur Abklärung obskurer gastrointestinaler Blutungen (Dünndarm-Kapselendoskopie)« wird das Verfahren zur Datenerhebung und zum Vorgehen beim Vorliegen von Qualitätsdefiziten dargelegt.

Beispiel 2: Prüfungen Ultraschalleistungen

In der Ultraschallvereinbarung sind zwei verschiedene Mechanismen zur Prüfung der Qualität enthalten. Beide beziehen sich auf die Dokumentation der durchgeführten Ultraschalluntersuchungen.

Bei beiden Prüfmechanismen geht es um die Vollständigkeit und Nachvollziehbarkeit der ärztlichen Dokumentation.

- Im ersten Fall fordert die Kassenärztliche Vereinigung bei jährlich mindestens 6% der Ärzte, denen eine Genehmigung erteilt worden ist, die Dokumenta-

tionen von 5 abgerechneten Ultraschalluntersuchungen an. Darüber hinaus hat die Kassenärztliche Vereinigung das Recht, anlassbezogene Stichprobenprüfungen durchzuführen.
- Im zweiten Fall können die Kassenärztliche Bundesvereinigung und der Spitzenverband Bund der Krankenkassen Vorgaben für eine schwerpunktmäßige Überprüfung spezifischer Bereiche der Dokumentation von Ultraschalluntersuchungen für die Dauer von mindestens zwei Jahren treffen. »*Die Schwerpunkte werden den Kassenärztlichen Vereinigungen mit ausreichendem Vorlauf von mindestens 6 Monaten genannt. Die Vorgaben umfassen bis zu 3 % der Genehmigungsinhaber und können auf den gesamten Prüfumfang … angerechnet werden.*« (§ 11 Abs. 2b) der Ultraschallvereinbarung).

Die geprüften Dokumentationen werden von der Qualitätssicherungs-Kommission kategorisiert nach:

- Keine Beanstandung
- Geringe Beanstandung
- Erhebliche Beanstandung
- Schwerwiegende Beanstandung

Bei einer **geringen Beanstandung** erfolgt eine schriftliche Mitteilung über festgestellte Mängel und die Aufforderung, diese Mängel zukünftig zu vermeiden. Das kann mit der Auflage verbunden sein, ein Beratungsgespräch zu führen oder eine Fortbildungsmaßnahme zu besuchen (§ 11 Abs. 4b der Ultraschallvereinbarung).

Liegt eine **erhebliche Beanstandung** vor, dann sind die Konsequenzen schon gravierender. Neben der schon genannten schriftlichen Mitteilung hat die Kassenärztliche Vereinigung die Möglichkeit, eine oder mehrere der folgenden Maßnahmen durchzuführen (§ 11 Abs. 4c der Ultraschallvereinbarung):

- Nichtvergütung oder Rückforderung bereits geleisteter Vergütungen der beanstandeten Leistungen
- Praxisbegehung
- Durchführung eines Kolloquiums: Falls der Arzt das Kolloquium oder das ggf. angesetzte Wiederholungskolloquium nicht besteht, wird die Genehmigung widerrufen.

Bei Vorliegen einer **schwerwiegenden Beanstandung** kann die Kassenärztliche Vereinigung alle Konsequenzen veranlassen wie schon für erhebliche Beanstandung. Sie kann aber auch sofort die Genehmigung widerrufen, wenn aufgrund der beanstandeten Mängel eine erhebliche Gefährdung von Leben oder Gesundheit des Patienten vorlag (§ 11 Abs. 4d der Ultraschallvereinbarung).

Ein Widerruf der Genehmigung kann gleichfalls erfolgen, sofern bei der **technischen Konstanzprüfung** des Ultraschallsystems Mängel festgestellt werden. »*Werden die Anforderungen an die technische Bildqualität nicht erfüllt, kann* *der Arzt innerhalb von 3 Monaten nach Mitteilung der Mängel eine weitere Bilddokumentation der jeweiligen Anwendungsklasse einreichen. Wird keine Dokumentation eingereicht oder werden die Anforderungen an die technische Bildqualität erneut nicht erfüllt, ist die Genehmigung – ggf. gerätebezogen – zu widerrufen.«* (§ 13 Abs. 6 der Ultraschallvereinbarung).

In der »Anlage V: Regelmäßige Überprüfung der ärztlichen Dokumentation bei der sonographischen Untersuchung der **Säuglingshüfte** nach § 12« ist ein Widerruf der Genehmigung im Zusammenhang mit einer unzureichenden Dokumentation bei den Ultraschalluntersuchungen der Säuglingshüfte zu finden.

Zusammenfassend lässt sich Folgendes sagen:

- Eine Genehmigung zur Erbringung und Abrechnung von genehmigungspflichtigen Leistungen **wird erteilt**, wenn
  1. die apparativen, räumlichen und persönlichen Voraussetzungen erfüllt sind;
  2. das Einverständnis abgegeben wurde, dass die für die Kassenärztliche Vereinigung zuständige Kommission für Qualitätssicherung (QS-Kommission) vor Ort prüfen kann, ob die vom Antragsteller bestätigten Voraussetzungen auch vorliegen.
- Eine Genehmigung **wird widerrufen**, wenn
  1. das Einverständnis zur Vor-Ort Prüfung zurückgezogen wird bzw. die Erlaubnis widerrufen wird;
  2. die apparativen, räumlichen und persönlichen Voraussetzungen (wiederholt) nicht erfüllt werden;
  3. die Dokumentation nicht den Vorgaben entspricht und auch nicht nach Aufforderung entsprechend verbessert wurde.

4.3.5 Erbringung von genehmigungspflichtigen Leistungen ohne Genehmigung

Welche Konsequenzen ergeben sich nun, wenn genehmigungspflichte Leistungen ohne Genehmigung durch die Kassenärztliche Vereinigung erbracht und gegenüber der Kassenärztlichen Vereinigung abgerechnet werden?

Zunächst einmal ist im Vertragsarztrecht geregelt, dass genehmigungspflichtige Leistungen ohne Genehmigung nicht erbracht werden dürfen. In § 11 Abs. 1 und 2a BMV-Ä finden sich die dazu gehörigen Bestimmungen. In § 11 Abs. 1 BMV-Ä heißt es:

> *»Ärztliche Untersuchungs- und Behandlungsmethoden, welche wegen der Anforderungen an ihre Ausführung … Kenntnisse und Erfahrungen (Fachkunde) sowie einer besonderen Praxisausstattung oder weiterer Anforderungen an die Strukturqualität bedürfen, können in der vertragsärztlichen Versorgung nur ausgeführt und abgerechnet werden, wenn der Arzt die vorgeschriebenen Voraussetzungen erfüllt.«*

In § 11 Abs. 2a BMV-Ä wird Folgendes geregelt:

»Sofern in den Anlagen zu diesem Vertrag nichts Anderes geregelt ist, bedarf die Erbringung von Leistungen nach Absatz 1 nach erfolgreichem Nachweis der Qualifikation einer Genehmigung der Kassenärztlichen Vereinigung.«

Die Regelung ist eindeutig: ohne Genehmigung keine Erbringung genehmigungspflichtiger Leistungen. Dies entspricht auch der ständigen Rechtsprechung des Bundessozialgerichts. So hat das Bundessozialgericht hat 1997 wie folgt geurteilt: *»Dem Honoraranspruch der Klägerin steht entgegen, dass sie mangels einer Genehmigung nicht zur Erbringung und Abrechnung computertomographischer Leistungen in den streitbefangenen Quartalen berechtigt war.«* (Urteil vom 29.01.1997, Az. 6 RKa 24/96, so auch Urteil des Bundessozialgerichts vom 28.01.1998, Az. B 6 KA 93/96 R, sowie Beschluss des Bundessozialgerichts vom 04.11.2021, Az. B 6 KA 50/20 B).

Wie handhabt die Kassenärztliche Vereinigung nun Fälle, in denen genehmigungspflichtige Leistungen zur Abrechnung eingereicht werden?

Bei der Einreichung der Abrechnung muss eine Sammelerklärung bzw. Abrechnungserklärung unterschrieben der Kassenärztlichen Vereinigung ausgehändigt werden. Dort heißt es beispielsweise in der Sammelerklärung der Kassenärztlichen Vereinigung Nordrhein:

»Ich versichere:

1. *Die Abrechnung ist vollständig; die maßgeblichen Regelungen und Bestimmungen, besonders die des Sozialgesetzbuchs V, des Bundesmantelvertrages (BMV-Ä), des Einheitlichen Bewertungsmaßstabs und des Honorarverteilungsmaßstabs, der IT-Richtlinien der KV Nordrhein sowie der Richtlinien des Gemeinsamen Bundesausschusses in der jeweils geltenden Fassung wurden beachtet …*

Ferner bestätige ich:

4. *Für alle qualitätsgebundenen Leistungen liegen die erforderlichen Genehmigungen bzw. Nachweise im Rahmen der erfolgreichen Teilnahme an den Ringversuchen vor.«*

In der Abrechnungserklärung (Sammelerklärung) der Kassenärztlichen Vereinigung Bayern lautet die entsprechende Formulierung:

»Sämtliche abgerechneten Leistungen wurden entsprechend den bestehenden Bestimmungen zur vertragsärztlichen Versorgung (insb. Bundesmantelvertrag-Ärzte, Einheitlicher Bewertungsmaßstab für ärztliche Leistungen, Richtlinien des Gemeinsamen Bundesausschusses und der Kassenärztlichen Bundesvereinigung, Verträge auf Bundes- und Landesebene, Abrechnungsbestimmungen sowie sonstiges Satzungsrecht der KVB) erbracht.

Sämtliche genehmigungs- oder nachweispflichtige Leistungen wurden von dem/der Arzt/Ärztin erbracht, der/die die Genehmigung von der KVB erhalten hat bzw. die erforderlichen Nachweise der KVB vorgelegt hat.«

Jeder Arzt, der eine Abrechnung bei seiner Kassenärztlichen Vereinigung abgibt, versichert damit,

1. dass er alle Bestimmungen des Vertragsarztrechts eingehalten hat;
2. dass er genehmigungspflichtige Leistungen nur mit der zugehörigen Genehmigung erbracht hat.

Gemäß § 106d SGB V ist die Kassenärztliche Vereinigung verpflichtet, die sachliche und rechnerische Richtigkeit der Abrechnungen der an der vertragsärztlichen Versorgung teilnehmenden Ärzte und Einrichtungen festzustellen. Das bedeutet, dass sie verpflichtet ist zu prüfen, ob die Abrechnung im Einklang mit den gesetzlichen, vertraglichen oder satzungsrechtlichen Vorschriften des Vertragsarztrechts erbracht und abgerechnet worden sind.

Wenn also eine Abrechnung eingereicht wird, die nicht genehmigte Leistungen enthält, muss die Kassenärztliche Vereinigung die Abrechnung um diese Abrechnungsbeträge kürzen, weil gegen wesentliche Bestimmungen verstoßen worden ist.

In einem solchen Fall kam es zu einem Rechtstreit, der bis zum Bundessozialgericht ging. Im konkreten Fall ging es um die Abrechnung von genehmigungspflichtigen Laborleistungen, für die keine entsprechende Genehmigung vorlag. Das Bundessozialgericht urteilte wie folgt: »*Dem geltend gemachten Honoraranspruch der Klägerin steht hier entgegen, dass sie in Ermangelung der erforderlichen Genehmigung nicht zur Erbringung und Abrechnung der im Zeitraum vom 01. 10. 2013 bis zum 19. 01. 2014 durch den angestellten Arzt für Laboratoriumsmedizin Dr. K. erbrachten speziellen Laboratoriumsuntersuchungen berechtigt war.*« (Urteil des Bundessozialgerichts vom 24. 10. 2018, Az. B 06 KA 45–17 R). Demzufolge war die Kürzung des Honorars um die nicht genehmigten Leistungen durch die Kassenärztliche Vereinigung rechtmäßig.

Die Kassenärztliche Vereinigung ist nicht berechtigt, eine Genehmigung rückwirkend auszusprechen. Mit anderen Worten: Eine Genehmigung für genehmigungspflichtige Leistungen kann nur mit Wirkung für die Zukunft erteilt werden.

Das Fazit lautet, dass genehmigungspflichtige Leistungen ohne Genehmigung weder erbracht noch von der Kassenärztlichen Vereinigung honoriert werden dürfen.

4.3.6 Genehmigungen zur Teilnahme an bestimmten Verfahren

Bei den bisher behandelten Genehmigungen handelte sich um Genehmigungen zur Abrechnung von genehmigungspflichtigen Leistungen des EBM. Bei den nun behandelten Genehmigungen geht es um die Teilnahme an bestimmten Verträgen oder Verfahren.

Hierbei handelt es sich beispielsweise um die Teilnahme am Zweitmeinungsverfahren oder an Disease-Management-Programmen (DMP).

Für das Zweitmeinungsverfahren hat der Gemeinsame Bundesausschuss eine »Richtlinie des Gemeinsamen Bundesausschusses über die Konkretisierung des Anspruchs auf eine unabhängige ärztliche Zweitmeinung gemäß § 27b Absatz 2 des Fünften Buches Sozialgesetzbuch (Richtlinie zum Zweitmeinungsverfahren – Zm-RL)« erlassen. Gemäß § 7 Abs. 1 dieser Richtlinie sind auch ermächtigte Ärzte dazu berechtigt, am Zweitmeinungsverfahren teilzunehmen. Dies betrifft sowohl die Indikationsstellung als auch die Abrechnung der Zweitmeinung. Krankenhausärzte müssen nicht nur eine entsprechende Genehmigung für die Teilnahme am Zweitmeinungsverfahren abgeben, sondern auch einen Antrag zur Ermächtigung für die Teilnahme am diesem Verfahren.

In § 137f SGB V wird festgelegt, dass für geeignete chronische Krankheiten strukturierte Behandlungsprogramme entwickelt werden, die den Behandlungsablauf und die Qualität der medizinischen Versorgung chronisch Kranker verbessern. Hierbei handelt es sich um die sogenannten Disease-Management-Programme (DMP). Der Gemeinsame Bundesausschuss erlässt Richtlinien zu den Anforderungen an die Ausgestaltung von Behandlungsprogrammen. In der »Richtlinie des Gemeinsamen Bundesausschusses zur Zusammenführung der Anforderungen an strukturierte Behandlungsprogramme nach § 137f Absatz 2 SGB V (DMP-Anforderungen-Richtlinie – DMP-A-RL)« ist dies erfolgt. Aus dieser Richtlinie geht hervor, dass auch ermächtigte Ärzte die jeweils geforderten ärztlichen Leistungen erbringen dürfen. Eine schon vorliegende Ermächtigung muss dazu dem im Rahmen des jeweiligen DMP geforderten Leistungsspektrum entsprechen. Zusätzlich müssen die einzelnen DMP-Leistungen separat beim Zulassungsausschuss beantragt werden. Bei einer Erstbeantragung kann dies in einem Schritt erfolgen.

4.4 Honorarabrechnung

Die Honorarabrechnung für ermächtigte Krankenhausärzte erfolgt wie bei den niedergelassenen Ärzten nach dem EBM und dem jeweils gültigen Honorarverteilungsmaßstab der jeweiligen Kassenärztlichen Vereinigung.

Die Abrechnung erfolgt auf Basis des Einheitlichen Bewertungsmaßstabes. Die Leistungen werden mit der jeweiligen Punktzahl bewertet, und diese Punkte werden in Geldbeträge umgerechnet.

Ermächtigte Ärzte müssen ihre Leistungen quartalsweise online bei der zuständigen Kassenärztlichen Vereinigung einreichen. Neben dem Einreichen der Abrechnung bei der jeweiligen KV muss eine sogenannte Sammelerklärung mit eingereicht werden.

Die Sammelerklärung enthält u. a. die Fallzahl und mehrere mit Unterschrift bestätigte Versicherungen.

Der ermächtigte Arzt versichert u. a. Folgendes (Kassenärztliche Vereinigung Nordrhein 2025):

1. *»Die Abrechnung ist vollständig; die maßgeblichen Regelungen und Bestimmungen, besonders die des Sozialgesetzbuchs V, des Bundesmantelvertrages (BMV-Ä), des Einheitlichen Bewertungsmaßstabs und des Honorarverteilungsmaßstabs, der IT-Richtlinien der KV Nordrhein sowie der Richtlinien des Gemeinsamen Bundesausschusses in der jeweils geltenden Fassung wurden beachtet.*

2. *Die in Rechnung gestellten Leistungen habe ich selbst (persönlich) oder durch nichtärztliche Hilfskräfte*
   unter meiner Aufsicht ausgeführt.
3. *Ich erfülle alle Abrechnungsvoraussetzungen.«*

Diese Verpflichtung sollte nicht leichtfertig unterzeichnet werden. Man sollte zunächst einmal alle Rechtgrundlagen kennen, die in der Verpflichtung stehen. Ohne entsprechende Kenntnisse ist nicht gesichert, dass die Regelungen und Bestimmungen auch tatsächlich eingehalten worden sind.

In dem Urteil des Landessozialgerichts Niedersachsen-Bremen vom 08.06.2016 (Az. L 3 KA 28/13) heißt es dazu: »*Dass die damit offensichtlich unzutreffende Angabe, die abgerechneten Leistungen seien vom Kläger persönlich oder – zusammengefasst – an den angegebenen Abwesenheitstagen durch seinen Vertreter oder auf seine Anordnung von nichtärztlichen Mitarbeitern erbracht worden, zumindest auf grober Fahrlässigkeit beruht, liegt auf der Hand. Dem Kläger musste bei sorgfältigem Lesen der von ihm unterzeichneten Sammelerklärungen ohne weiteres einleuchten, dass die Erklärung zur persönlichen Leistungserbringung unrichtig war.*« Kennt man also die Rechtsgrundlagen, dann müssen die Angaben wahrheitsgemäß sein.

Das Bundessozialgericht hat auf die Bedeutung der wahrheitsgemäßen Angaben hingewiesen: »*Die Richtigkeit der Angaben auf den Behandlungsausweisen kann nur in engen Grenzen überprüft werden, und Kontrollen sind mit erheblichem Aufwand und unsicheren Ergebnissen verbunden. Das System der Abrechnung beruht deshalb in weitem Maße auf dem Vertrauen, dass der Arzt die Behandlungsausweise zutreffend ausfüllt bzw. durch sein Personal ausfüllen lässt.*« (Urteil vom 17.09.1999, Az. 6 RKa 86/95)

Auf die Versicherung, dass die erforderlichen Genehmigungen für genehmigungspflichtige Leistungen vorliegen, wurde schon im Kapitel zu genehmigungspflichtigen Leistungen hingewiesen (▶ Kap. 4.3). Gleiches gilt auch für Nachweise im Rahmen der erfolgreichen Teilnahme an Ringversuchen im Laborbereich vor.

- »Mir ist bekannt, dass Honorarrückforderungen seitens der KV Nordrhein entstehen, wenn die Abrechnung nicht den genannten Bestimmungen entspricht und/oder wenn durch die Beschäftigung eines nicht genehmigten Assistenten/Vertreters Leistungen abgerechnet wurden.«

Diese Sammelerklärung muss vom ermächtigten Arzt höchstpersönlich unterzeichnet werden.

Bei Unregelmäßigkeiten oder Fehlern in der Abrechnung können Honorarrückforderungen erfolgen. Dies bedeutet, dass bereits vergütete Honorare zurückgefordert werden können, falls nachträglich Fehler festgestellt werden. Honorarrückforderungen oder Regresse können über mehrere Quartale rückwirkend erfolgen, sodass eine peinlich genaue Abrechnung und Dokumentation unerlässlich sind, um eine Rückzahlungsforderung zu vermeiden oder zu reduzieren.

Noch einmal das Bundessozialgericht: Im oben erwähnten Urteil von 1999 heißt es dazu:

»*Die Abrechnungs-Sammelerklärung als Ganzes ist bereits dann unrichtig, wenn nur ein mit ihr erfasster Behandlungsausweis eine unrichtige Angabe über erbrachte Leis-*

tungen enthält. Damit entfällt für die KV grundsätzlich die Verpflichtung, als Voraussetzung der Rechtswidrigkeit des Honorarbescheides dem Arzt mehr als eine unrichtige Abrechnung pro Quartal nachzuweisen. Sie ist rechtlich nicht gehalten, in allen Behandlungsfällen, in denen sie unrichtige Abrechnungen vermutet, den Nachweis der Unrichtigkeit zu führen. Im Ergebnis liegt somit das Honorar-Risiko auf der Seite des Arztes, der in seiner Honorarabrechnung unrichtige Angaben gemacht hat.«

Mit anderen Worten: Stellt die Kassenärztliche Vereinigung fest, dass nur eine Leistung nicht rechtmäßig erbracht wurde, dann ist die gesamte Sammelerklärung nichtig. Der ermächtigte Arzt muss dann für jede einzelne Leistung, die er abgerechnet hat, nachweisen, dass er **alle** Abrechnungsbestimmungen erfüllt hat. Das Bundessozialgericht hat in ständiger Rechtsprechung festgelegt, dass es eine Verjährungsfrist von 4 Jahren gibt. Die Kassenärztliche Vereinigung darf somit nicht nur die Sammelerklärung des letzten Quartals prüfen, sondern auch weiter zurückliegende Sammelerklärungen.

Hier zeigt sich noch einmal die Notwendigkeit einer guten und umfangreichen Dokumentation.

4.5 Plausibilitätsprüfung

4.5.1 Das Verfahren der Plausibilitätsprüfung

Die Plausibilitätsprüfung nach § 106a Abs. 2 SGB V ist ein wichtiger Bestandteil zur Sicherstellung der korrekten Abrechnung ärztlicher Leistungen. Diese Vorschrift regelt die Überprüfung der Wirtschaftlichkeit und Ordnungsmäßigkeit von ärztlichen Abrechnungen durch die Kassenärztlichen Vereinigungen.

Die Kassenärztliche Bundesvereinigung und die Spitzenverbände der Krankenkassen haben gemeinsam definiert, welcher Zeitaufwand für die Durchführung der einzelnen ärztlichen Leistungen mindestens notwendig ist. Eine Abrechnung wird als plausibel angesehen, wenn die darin aufgeführten Leistungen an einem normalen Arbeitstages realistischerweise erbracht werden können. Zu diesem Zweck werden sogenannte Tages- und Quartalsprofile erstellt.

- **Obergrenzen am Tag:** Nicht mehr als 12 Stunden am Tag
- **Obergrenzen im Quartal:** Nicht mehr als 780 Stunden (bei einem vollen Kassensitz von 1,0)

Für ermächtigte Ärzte gilt als Obergrenze für das Quartalsprofil eine Höhe von maximal 156 Stunden.

Das Hauptziel der Plausibilitätsprüfung ist es, sicherzustellen, dass die von Ärzten abgerechneten Leistungen tatsächlich erbracht wurden, medizinisch notwendig und wirtschaftlich vertretbar sind.

Falls Unregelmäßigkeiten festgestellt werden, können verschiedene Maßnahmen ergriffen werden:

- **Beratungsgespräche**
  Ärzte können zu Beratungsgesprächen eingeladen werden, um die Abrechnungspraktiken zu klären und korrekte Verfahrensweisen zu besprechen.
- **Schriftliche Stellungnahmen**
  Ärzte können im Rahmen eines Prüfverfahrens eine schriftliche Stellungnahme abgeben.
- **Prüfung von Patientenakten**
  Die KV kann bei Unregelmäßigkeiten eine Aktenprüfung anordnen. Diese kann über mehrere Quartale erfolgen. Hierbei muss der Arzt vorgegebene Patientenakten und Dokumentationen zur Überprüfung der KV zur Verfügung stellen.
- **Korrekturforderungen**
  Es können Korrekturen in der Abrechnung verlangt werden, falls Leistungen nicht korrekt dokumentiert oder unberechtigt abgerechnet wurden.

In einigen Fällen können zu Unrecht gezahlte Beträge von den Ärzten zurückgefordert werden.

4.5.2 Urteile und ihre Folgen

Im Urteil des Sozialgerichts München vom 25.03.2021 (Az. S 38 KA 262/19) wurde eine bedeutende Entscheidung zur Plausibilitätsprüfung bei der Honorarabrechnung von Ärzten getroffen. In diesem wegweisenden Urteil befasste sich das Sozialgericht München mit der Plausibilitätsprüfung ärztlicher Abrechnungen. Die Kassenärztliche Vereinigung hatte nach einer Prüfung Unregelmäßigkeiten festgestellt und eine Rückforderung der Honorare eingeleitet. Der betroffene Arzt klagte gegen diese Entscheidung, indem er die Korrektheit seiner Abrechnungen und die Einhaltung der relevanten medizinischen Richtlinien argumentierte.

Das Gericht entschied jedoch, dass die Plausibilitätsprüfung rechtens sei und die Rückforderung der zu Unrecht gezahlten Beträge gerechtfertigt sei. In der Urteilsbegründung wies das Gericht darauf hin, dass die Dokumentation und Nachweisführung durch den Arzt nicht ausreichend seien, um die angezweifelten Abrechnungen zu stützen. Dies unterstreicht die Notwendigkeit für Ärzte, ihre Leistungserbringung sorgfältig zu dokumentieren und die medizinische Notwendigkeit sowie den Umfang der erbrachten Leistungen klar nachzuweisen.

Dieses Urteil ist ein klares Beispiel dafür, wie wichtig die Einhaltung der Abrechnungsrichtlinien und die korrekte Dokumentation in der medizinischen Praxis sind. Es zeigt auch die rechtlichen Konsequenzen auf, die entstehen können, wenn die Anforderungen an die Plausibilität und Transparenz in der Honorarabrechnung nicht erfüllt werden.

Auch das Bayerische Landessozialgericht hat sich in seinem Urteil vom 20.10.2021 (**Az. L 12 KA 4/20**) mit dieser Thematik befasst. In diesem wurde die Notwendigkeit einer gründlichen Dokumentation in der medizinischen Abrechnung hervorgehoben. Das Gericht stellte fest, dass die bloße Dokumentation von Abrechnungsziffern und Diagnosen nicht ausreiche, um den Inhalt der erbrachten Leistungen hinreichend nachzuweisen. Diese Entscheidung bestätigt die ständige Rechtsprechung, dass eine detaillierte und transparente Dokumentation erforderlich sei, um den Ansprüchen der Plausibilitätsprüfungen gerecht zu werden.

Das Urteil verdeutlicht, dass ohne angemessene Nachweise über die tatsächliche Erbringung der abgerechneten Leistungen die Gefahr besteht, dass Honorare zurückgefordert werden. Dies betont die Bedeutung der präzisen Erfassung aller relevanten medizinischen Vorgänge und der sorgfältigen Vorbereitung der Abrechnungsunterlagen.

Die Implikationen dieses Urteils sind weitreichend, da sie die Verantwortlichkeit der Ärzte für die Korrektheit ihrer Abrechnungen gegenüber den Krankenkassen unterstreichen.

Es dient als wichtiger Präzedenzfall für medizinische Fachkräfte, die um die Einhaltung der Abrechnungsvorschriften bemüht sind, und bietet eine klare Richtlinie, wie medizinische Dienstleistungen dokumentiert werden müssen, um den Anforderungen der Kassenärztlichen Vereinigungen und der gesetzlichen Krankenversicherung zu entsprechen.

Darüber hinaus hat das Bundessozialgericht (BSG) in seinem Grundsatzurteil vom 24.10.2018 (Az. B 6 KA 44/17 R) wichtige Aspekte zur Plausibilitätsprüfung ärztlicher Abrechnungen geklärt. Das Gericht bestätigte, dass die Kassenärztlichen Vereinigungen berechtigt sind, die Plausibilität der Abrechnungen von Vertragsärzten eingehend zu überprüfen, um sicherzustellen, dass die abgerechneten Leistungen tatsächlich erbracht wurden und den Anforderungen entsprechen.

In diesem spezifischen Fall ging es um die Frage, ob die von einem Facharzt für Orthopädie abgerechneten Leistungen, insbesondere im Hinblick auf die Einhaltung der Mindestkontaktzeiten, plausibel waren. Die KV hatte im Rahmen einer Plausibilitätsprüfung Unstimmigkeiten festgestellt, die darauf hindeuteten, dass die tatsächliche Patientenkontaktzeit die von den Gebührenordnungspositionen geforderte Mindestzeit nicht erfülle.

Das BSG urteilte, dass die Einführung einer Mindestkontaktzeit in die Plausibilitätsprüfung nach Tagesprofilen gerechtfertigt sei, um eine adäquate ärztliche Versorgung zu gewährleisten. Das Gericht bestätigte weiterhin, dass die KV berechtigt ist, bei Auffälligkeiten in den Zeitprofilen eine genauere Überprüfung vorzunehmen und gegebenenfalls Korrekturen der Abrechnung zu fordern.

Dieses Urteil unterstreicht die Bedeutung der genauen Dokumentation der erbrachten Leistungen durch die Ärzte. Es zeigt auf, dass Ärzte nicht nur medizinische Leistungen korrekt erbringen, sondern auch sicherstellen müssen, dass ihre Abrechnungspraktiken den regulatorischen Anforderungen entsprechen. Die Entscheidung macht deutlich, dass Plausibilitätsprüfungen ein wesentliches Instrument zur Sicherstellung der Qualität und Wirtschaftlichkeit in der vertragsärztlichen Versorgung sind.

Das Urteil des BSG dient als wichtige Rechtsquelle für Ärzte, die ihre Abrechnungspraktiken überprüfen und sicherstellen wollen, dass diese den gesetzlichen Vorgaben entsprechen. Es betont die Notwendigkeit einer sorgfältigen Patientendokumentation und der Einhaltung der Mindestkontaktzeiten als Grundlage für eine gerechtfertigte Abrechnung.

Diese Urteile verdeutlichen die umfangreichen Anforderungen und die Notwendigkeit einer guten und umfassenden Dokumentation sowie korrekten Umsetzung der Gebührenordnung, die bei der Abrechnung medizinischer Leistungen erwartet wird.

Für ermächtigte Ärzte bedeuten diese Gerichtsurteile eine klare Aufforderung zur sorgfältigen Beachtung der gesetzlichen und vertragsärztlichen Vorgaben. Sie müssen sich der möglichen Konsequenzen jeder Abrechnungsentscheidung bewusst sein. Diese Urteile dienen nicht nur als Warnung, sondern auch als Leitfaden, wie man innerhalb des rechtlich klar definierten Rahmens sicher und korrekt agiert.

4.6 Verordnungen

Ermächtigte Krankenhausärzte haben unter Umständen die Befugnis, Verordnungen für ihre Patienten auszustellen, wobei bestimmte Regelungen und Einschränkungen gelten und die jeweilige persönliche Ermächtigung Verordnungen erlauben und zulassen muss.

Verordnung von Arzneimittel

Ermächtigte Ärzte können unter Umständen Medikamente verordnen. Dabei müssen sie die geltenden Richtlinien und Arzneimittelvereinbarungen einhalten. Dies betreffen insbesondere die Wirtschaftlichkeit und Zweckmäßigkeit der Verordnungen. Darüber hinaus muss in der Ermächtigung die Möglichkeit zur Verordnung von Arzneimitteln aufgeführt sein, gleiches gilt für Heil- und Hilfsmittel.

Verordnungsvordrucke

Auch ermächtigte Ärzte sind verpflichtet, die vorgesehenen Verordnungsvordrucke der Kassenärztlichen Bundesvereinigung zu verwenden und sowohl die lebenslange Arztnummer (LANR) also auch die Betriebsstättennummer (BSNR) auf den Verordnungsvordrucken anzugeben.

Überweisungsbefugnis

Der ermächtigte Arzt kann Patienten nur dann weiterüberweisen, wenn dies explizit in seiner Ermächtigung so vorgesehen ist. Häufig ist eine Weiterüberweisung durch den ermächtigten Arzt nicht statthaft oder oft nur sehr eng gefasst.

4.7 Fortbildungspflicht

Die gesetzlichen und berufsrechtlichen Regelungen zur ärztlichen Fortbildung sind wesentliche Elemente, die sicherstellen, dass Ärzte in Deutschland ihre Fachkenntnisse stetig erweitern und aktualisieren.

Diese Fortbildungen sind nicht nur eine berufliche Verpflichtung, sondern auch ein zentraler Bestandteil der Qualitätssicherung in der medizinischen Versorgung.

Die Bundesärztekammer legt zusammen mit den Kassenärztlichen Vereinigungen und den Spitzenverbänden der Krankenkassen die Rahmenbedingungen, die den Mindestaufwand und die Art der Fortbildung, die Ärzte zu absolvieren haben, fest.

Auch ermächtigte Krankenhausärzte unterliegen somit einer kontinuierlichen Fortbildungspflicht, da sie an der vertragsärztlichen Versorgung teilnehmen.

Ärzte sind verpflichtet, innerhalb eines 5-Jahres-Zeitraums 250 Fortbildungspunkte zu sammeln. Diese Punkte erwerben sie durch die Teilnahme an von den Landesärztekammern akkreditierten Fortbildungsveranstaltungen. Jede Fortbildungseinheit wird je nach Dauer und Inhalt mit einer bestimmten Anzahl von Punkten bewertet. Nachdem die erforderlichen 250 Punkte innerhalb des Fünfjahreszeitraums gesammelt wurden, stellen die Landesärztekammern ein Fortbildungszertifikat aus. Dieses Zertifikat dient als Nachweis dafür, dass der Arzt seiner Fortbildungspflicht nachgekommen ist.

Ärzte müssen dieses Fortbildungszertifikat bei der für sie zuständigen Kassenärztlichen Vereinigung einreichen. Dies ist in der Regel alle fünf Jahre erforderlich, um ihre Zulassung zur vertragsärztlichen Versorgung aufrechtzuerhalten. Die Kassenärztliche Vereinigung überprüft das Zertifikat auf seine Gültigkeit.

Diese Überprüfung stellt sicher, dass der Arzt die notwendigen Fortbildungen absolviert hat und auf dem neuesten Stand der medizinischen Praxis und Forschung ist. Nur wenn der Arzt den Nachweis der fortlaufenden Fortbildung erbringen kann, bleibt er zur Abrechnung seiner Leistungen über die gesetzliche Krankenversicherung berechtigt. Fehlt dieser Nachweis, kann ihm die Abrechnungsberechtigung oder auch die Honorierung der ärztlichen Leistung temporär entzogen werden, bis der Nachweis erbracht wird.

Die Ärztekammern geben hier üblicherweise Informationen heraus, die Klarheit liefern über den Erwerb und die Beantragung von Fortbildungszertifikaten sowie das Einreichen von Fortbildungsnachweisen.

4.8 Teilnahme am vertragsärztlichen Notdienst

Alle Vertragsärzte sind verpflichtet, am ärztlichen Bereitschaftsdienst (ÄBD)/Notdienst teilzunehmen. Strittig war, ob auch ermächtigte Ärzte dazu herangezogen werden dürfen. Das Bundessozialgericht hat dazu in seinem Urteil vom 12.12.2018 (Az. B 6 KA 50/17 R) Stellung genommen.

Der Kernsatz der Entscheidung lautet: »*Der Kläger kann als ermächtigter Krankenhausarzt nicht zum ÄBD herangezogen werden.*« Begründet wird dies mit der ständigen Rechtsprechung des Bundessozialgerichts, wonach sich die grundsätzliche Verpflichtung eines jeden Vertragsarztes zur Teilnahme am Bereitschaftsdienst nicht aus der Satzungsgewalt der Kassenärztlichen Vereinigung, sondern aus dem Zulassungsstatus des Arztes ergibt.

»*Mit der Zulassung als Vertragsarzt hat sich der Arzt freiwillig einer Reihe von Einschränkungen seiner ärztlichen Berufsausübung unterworfen, die mit der Einbeziehung in ein öffentlich-rechtliches Versorgungssystem notwendig verbunden sind. Zu diesen der Berufsausübung im vertragsärztlichen Bereich immanenten Einschränkungen gehört auch die Pflicht zur Teilnahme am Bereitschaftsdienst, ohne den eine ausreichende Versorgung der Versicherten nicht gewährleistet ist.*« (Urteil des Bundessozialgerichts vom 12.12. 2018, Az. B 6 KA 50/17 R, Randziffer 30).

Die Differenzierung zwischen Zulassung und Ermächtigung drückt einen grundsätzlich anderen Grad in der Einbeziehung in die vertragsärztliche Versorgung aus. Ermächtigte Ärzte unterliegen regelmäßig einer qualifizierten Prüfung eines Versorgungsbedarfs und werden zeitlich, räumlich, hinsichtlich ihres medizinischen Gegenstandes und hinsichtlich der überweisungsbefugten Ärzte begrenzt. Nach Ablauf des Zeitraums, für den eine Ermächtigung erteilt wurde, wird neu geprüft, ob weiterhin Bedarf für eine Ermächtigung besteht.

Für Ermächtigte werden geringere Anforderungen an die zeitliche Verfügbarkeit (§ 20 Ärzte-ZV) als für zugelassene Ärzte gestellt. Die Ermächtigung erfolgt zudem nur »mit Zustimmung« des Krankenhausträgers. Der Schwerpunkt der ärztlichen Tätigkeit des ermächtigten Arztes liegt im Krankenhaus. Der Beschäftigungsumfang eines ermächtigten Arztes muss nämlich so ausgestaltet sein, dass er die ärztliche Berufstätigkeit prägt, und darf – ausgedrückt in Stunden der regelmäßigen vertragsgemäßen Beschäftigung – die Hälfte des insoweit für einen vollzeitbeschäftigten Arzt maßgeblichen Volumens nicht unterschreiten. Die Ermächtigung stellt insofern eine Nebenfunktion des ermächtigten Arztes dar (vgl. Beschluss des Bundesverfassungsgerichts vom 23.07.1963, Az. 1 BvL 1/61).

Insofern ist die unterschiedliche Behandlung von zugelassenen und ermächtigten Ärzten berechtigt und findet u. a. ihren Ausfluss darin, dass ermächtigte Ärzte nicht zum ärztlichen Bereitschaftsdienst herangezogen werden dürfen.

5 Beendigung einer Ermächtigung

Für die Beendigung einer Ermächtigung kann es vielfältige Gründe geben. Eine Ermächtigung kann auslaufen, also erlöschen, wenn die Voraussetzungen für die Erteilung einer Ermächtigung nicht mehr vorliegen. Oder sie kann entzogen oder widerrufen werden, wenn es dafür wichtige Gründe gibt.

Eine Ermächtigung **erlischt**, sofern folgende Gründe vorliegen:

- Der Zeitpunkt, bis zu dem die Ermächtigung gültig war, ist abgelaufen und es wurde kein erneuter Antrag auf Ermächtigung gestellt.
- Der ermächtigte Arzt verlässt das Krankenhaus, auf das die Ermächtigung ausgestellt war.
- Das Krankenhaus schließt die Betriebsstätte, für die die Ermächtigung ausgestellt wurde.
- Der ermächtigte Arzt geht in Ruhestand.
- Der ermächtigte Arzt wird zur Teilnahme an der vertragsärztlichen Versorgung zugelassen. Der Krankenhausarzt wird dann zum Vertragsarzt.
- Der ermächtigte Arzt wird bei einem Vertragsarzt oder in einem Medizinischen Versorgungszentraum bestandskräftig angestellt und erbringt in dieser Eigenschaft Leistungen, die Gegenstand der Ermächtigung sind.
- Der ermächtigte Arzt verstirbt.
- Die Bedarfsprüfung des Zulassungsausschusses ergibt, dass Vertragsärzte die bisher ermächtigten Leistungen übernehmen können. Der Bedarf für eine Ermächtigung entfällt damit.
- Der Beschäftigungsumfang des ermächtigten Arztes ist kürzer im Umfang als die Hälfte eines vollzeitbeschäftigten Arztes und mit keinem Beschäftigungsumfang versehen, der die ärztliche Berufstätigkeit prägt.

Daneben kann auch die Ermächtigung **entzogen** oder **widerrufen** werden, wenn

- Umstände in der Person des ermächtigten Arztes eintreten oder Umstände nachträglich bekannt werden, die ihn für die Teilnahme an der vertragsärztlichen Versorgung ungeeignet erscheinen lassen; hierzu zählt u. a. Abrechnungsbetrug;
- der ermächtigte Arzt seine Verpflichtungen aus der Ermächtigung gröblich verletzt. Beispiele hierfür sind im Folgenden aufgeführt:
  - Zu den Verpflichtungen gehört die persönliche Leistungserbringung. Verstößt der ermächtigte Arzt gegen die persönliche Leistungserbringung, dann

kann die Ermächtigung entzogen werden (vgl. Urteil des LSG Niedersachsen-Bremen vom 08.06.2016, Az. L 3 KA 28/13).

- »*Eine Ermächtigung eines Krankenhausarztes kann entzogen werden, wenn er in einem Zusatz in Arztbriefen an niedergelassene Ärzte zur Umgehung einer durch einen Facharztfilter eingeschränkten Ermächtigung diese darauf hinweist, diagnostische Leistungen könnten weiterhin erbracht werden im Rahmen einer prästationären Abklärung, weshalb eine stationäre Einweisung erforderlich sei, den Patienten solle aber vorab mitgeteilt werden, dass sie nicht stationär aufgenommen würden.*« (Urteil des Sozialgerichts Marburg vom 24.01.2007, Az. S 12 KA 858/06).

6 Darstellung und Erklärung von Ermächtigungen nach Fachgruppen

In diesem Kapitel werden Ermächtigungen, die erteilt worden sind, fachgruppenspezifisch vorgestellt und kommentiert. Es handelt sich dabei um reale Ermächtigungen, die den Autoren vorliegen oder frei verfügbar im Internet sind. Diese Ermächtigungen wurden anonymisiert, weil es um die Inhalte und nicht um die ermächtigen Ärzte an sich geht. Die Ermächtigungen wurden in unterschiedlichen Kassenärztlichen Vereinigungen erteilt, sodass die wesentlichen Regelungen abweichend formuliert sein können.

Wiederholungen zu den vorherigen Kapiteln dieses Buches lassen sich nicht vermeiden, sind sogar unvermeidlich und auch beabsichtigt. Auch in den einzelnen Unterkapiteln wird es Wiederholungen geben. Zweck dieses Kapitels ist, dass sich Fachärzte einer bestimmten Fachgruppe schnell orientieren können, was für ihre Ermächtigung gilt. Für die großen Fachgebiete Chirurgie und Innere Medizin wurden auch Ermächtigungen aus Teilgebieten herangezogen.

Die Systematik der nachfolgenden Unterkapitel ist daher immer gleich:

- Es wird ein Ermächtigungsbeschluss vorgestellt. Gibt es darüber hinaus noch eine weitere Ermächtigung mit interessanten Aspekten, wird auch eine weitere Ermächtigung vorgestellt.
- Wichtige Begriffe und zentrale Punkte, die in den bisherigen Kapiteln ausführlich erläutert wurden, werden kurz erläutert.
- Sofern EBM-Ziffern genannt werden, wird hier auf die ggf. bestehende Genehmigungspflicht hingewiesen.

6.1 Anästhesie

Es liegt folgende Ermächtigung vor:

> Herr Dr. med. Peter Mustermann, Facharzt für Anästhesiologie, wird in seiner Funktion als Chefarzt der Abteilung für Anästhesie am Mustermannkrankenhaus in 99999 Musterstadt, Hauptstraße 8, …

Hier erfolgt eine exakte Benennung des ermächtigten Arztes und des Ortes, wo er seine Tätigkeit ausüben darf. An anderen Orten darf er die ermächtigten Leistungen nicht erbringen.

> … für die Zeit vom 01.10.2024 bis zum 30.09.2026 …

Für diesen Zeitraum gilt die Ermächtigung. Sie läuft damit am 30.09.2026 aus. Die Ermächtigung wird nicht automatisch verlängert. Möchte der ermächtigte Arzt eine Verlängerung oder Erweiterung seiner Ermächtigung, sollte er mindestens ein halbes Jahr vor Auslaufen der Ermächtigung einen erneuten Antrag auf Ermächtigung bei dem für ihn zuständigen Zulassungsausschuss stellen.

> … zur Teilnahme an der vertragsärztlichen Versorgung nach § 31a Abs. 1 Ärzte-ZV …

Hinweis auf die Rechtsgrundlage für die Beteiligung von Krankenhausärzten an der vertragsärztlichen Versorgung.

> … für die nachstehend aufgeführten Leistungen ermächtigt:
> Auf Überweisung der am Mustermannkrankenhaus zu ambulanten Operationen ermächtigten, in der Anlage benannten Krankenhausärzte im Rahmen der diesen Ärzten erteilten Ermächtigungen:

Der ermächtigte Chefarzt darf tätig werden, sofern eine Überweisung von seinen Kollegen am gleichen Krankenhaus vorliegt. Diese Kollegen werden in der Ermächtigung des hier betroffenen Chefarztes namentlich genannt. Von anderen am gleichen Krankenhaus tätigen Ärzten, die nicht genannt sind, darf er keine Überweisungen annehmen. Die zu Überweisungen berechtigten Ärzte dürfen aber ihrerseits nur Überweisungen ausstellen, zu denen sie befugt sind (Überweisungsbefugnis).

> Durchführung von Anästhesien/Narkosen im Rahmen ambulanter vertragsärztlicher Operationen, …

Die Ermächtigung ist beschränkt auf Anästhesien/Narkosen bei ambulanten Operationen, die zu den vertragsärztlichen Leistungen gehören. Anästhesien/Narkosen, die im Rahmen der Krankenhausermächtigung gemäß § 115b SGB V ausgeführt werden, gehören damit nicht zur persönlichen Ermächtigung und können somit auch nicht mit der Kassenärztlichen Vereinigung abgerechnet werden.

> … abrechnungsfähig sind folgende Leistungen: GOP 01320, 01600, 05310, 05330, 05331, 05350, 31501, 31502, 31503, 31504, 31505, 31506, 31507, 31821, 31822, 31823, 31824, 31825, 31826, 31827 und 31828.

Hier erfolgt eine abschließende Auflistung der von dem ermächtigten Arzt abrechnungsfähigen Gebührenordnungspositionen des EBM. Darüber hinaus darf er keine weiteren Gebührenordnungspositionen abrechnen. Das Leistungsspektrum umfasst sowohl die Anästhesien/Narkosen aus dem Kapitel 5 als auch des Kapitels 31 des EBM. Außerdem darf er – in Absprache mit dem Operateur – die postoperative Überwachung gemäß Kapitel 31.3.2 EBM übernehmen.

> Labor- und Röntgenleistungen sind im Rahmen der Ermächtigung nicht abrechnungsfähig.

Hier wird noch einmal ausgeschlossen, dass andere als die explizit genannten Gebührenordnungspositionen abgerechnet werden dürfen.

> Im Rahmen der Ermächtigung sind Überweisungen nicht möglich.

Der Arzt erhält in seiner Ermächtigung keine Überweisungsbefugnis. Er darf somit keine Überweisungen ausstellen.

> Im Rahmen der Ermächtigung können keine Arzneimittel sowie Heil- und Hilfsmittel verordnet werden.

Dem ermächtigen Arzt wird somit verwehrt, Verordnungen auszustellen.

> Die Abrechnung von Leistungen im Rahmen der Ermächtigung ist an diese Betriebsstätte des Krankenhauses gebunden. Eine Aufgabe der bisherigen Betriebsstätte führt zur Beendigung der Ermächtigung. Eine Ermächtigung für eine andere oder zusätzliche Betriebsstätte bedarf einer erneuten Antragstellung.

In dem Ermächtigungsbeschluss wird der Ort (»Betriebsstätte«), für die die Ermächtigung gilt, explizit erwähnt. Die Ermächtigung gilt nur für diesen Ort. An anderen Orten darf die Ermächtigung nicht ausgeübt werden. Schließt die Betriebsstätte, verliert der ermächtigte Arzt seine Ermächtigung.

> Vor- und nachstationäre Leistungen nach § 115a SGB V sind im Rahmen der Ermächtigung nicht abrechnungsfähig. Während der angegebenen Fristen dürfen keine Leistungen erbracht bzw. veranlasst werden. Das Datum der Entlassung aus der stationären Behandlung ist auf dem Behandlungsausweis anzugeben.

Die vor- und nachstationären Leistungen nach § 115a SGB V stellen Leistungen des Krankenhauses dar, die direkt mit den Krankenkassen abzurechnen sind. Die Kassenärztlichen Vereinigungen möchten verhindern, dass ihre Budgets durch Leistungen belastet werden, die nicht zu den vertragsärztlichen Leistungen gehören. Bei Patienten, die stationär behandelt werden, darf der ermächtigte Arzt somit

5 Tage vor der Aufnahme und 14 Tage nach der Entlassung keine Leistungen für die Patienten im Rahmen seiner Ermächtigung erbringen.

> Die persönliche Ermächtigung für ambulantes Operieren im Krankenhaus gilt nicht für diejenigen Leistungen, die bereits im Rahmen einer Meldung nach § 115b SGB V angezeigt wurden bzw. für die das Krankenhaus sein Angebot im Rahmen des § 115b SGB V künftig ergänzt.

Das ambulante Operieren gemäß § 115b SGB V stellt eine Krankenhausleistung dar, die direkt mit den Krankenkassen abgerechnet wird. Die Kassenärztlichen Vereinigungen möchten verhindern, dass ihre Budgets durch Leistungen belastet werden, die nicht zu den vertragsärztlichen Leistungen gehören. Daher darf der ermächtigte Arzt hier seine Leistungen nicht bei ambulanten Operationen gemäß § 115b SGB V erbringen und mit der Kassenärztlichen Vereinigung abrechnen.

> Die Durchführung von Leistungen bei Versicherten, die sich in ambulanter spezialfachärztlicher Versorgung nach § 116b SGB V des Krankenhauses befinden, sind im Rahmen der Ermächtigung ausgeschlossen.

Hier gilt das Gleiche wie für die ambulanten Operationen gemäß § 115b SGB V.

> Im Rahmen der Ermächtigung können nur solche Leistungen durchgeführt und abrechnet werden, für die eine Abrechnungsgenehmigung (z. B. nach den Qualitätssicherungs-Richtlinien) oder eine Abrechnungserlaubnis (z. B. nach den EBM-Vorgaben) vorliegt.

Werden solche Gebührenordnungspositionen in der Ermächtigung genannt, dann muss der ermächtigte Arzt eine Genehmigung bei den für die genehmigungspflichtigen Leistungen zuständigen Gremien der Kassenärztlichen Vereinigungen beantragen. Von diesen wird dann geprüft, ob der ermächtigte Arzt die geforderten Voraussetzungen erfüllt oder nicht. Erfüllt er die Voraussetzungen, dann darf er im Rahmen seiner Ermächtigung die genehmigungspflichtigen Leistungen erbringen. Falls er die Voraussetzungen nicht erfüllt, darf er diese Leistungen auch dann nicht abrechnen, wenn sie im Ermächtigungsbeschluss enthalten sind.

Ermächtigungen können weitaus komplexer ausfallen als die gerade behandelte. Das sei an dem folgenden Beispiel gezeigt:

> Frau Dr. med. Gerda Mustermann, Fachärztin für Anästhesiologie mit der Zusatzbezeichnung Spezielle Schmerztherapie, wird als Oberärztin der Klinik für Anästhesiologie am Mustermannkrankenhaus in 99999 Musterstadt, Hauptstraße 8, zur Teilnahme an der vertragsärztlichen Versorgung ermächtigt. Die Ermächtigung wird im Krankenhaus ausgeübt.

Hier erfolgt eine exakte Benennung der ermächtigten Ärztin und des Ortes, wo sie ihre Tätigkeit ausüben darf. An anderen Orten darf sie die ermächtigten Leistungen nicht erbringen.

> Die Ermächtigung wird befristet bis 31.12.2026...

Für diesen Zeitraum gilt die Ermächtigung. Sie läuft damit am 31.12.2026 aus. Die Ermächtigung wird nicht automatisch verlängert. Möchte die ermächtigte Ärztin eine Verlängerung oder Erweiterung ihrer Ermächtigung, sollte sie mindestens ein halbes Jahr vor Auslaufen der Ermächtigung einen erneuten Antrag auf Ermächtigung bei dem für sie zuständigen Zulassungsausschuss stellen.

> ... und erstreckt sich auf folgende Leistungen:
> Durchführung besonderer Untersuchungs- und Behandlungsmethoden auf Überweisung durch niedergelassene Vertragsärzte im Rahmen der Schmerztherapie, ...

Die ermächtigte Ärztin darf nur tätig werden, wenn ein niedergelassener Arzt eine Überweisung an sie ausstellt. Diese Überweisung gilt auch nur für eine Behandlung im Rahmen der Schmerztherapie.

> ... nach den ICD-Kodierungen F33.9, F41.0, F41.1, F45.4-, F55.2, G43.-, G44.-, G47.9, G50.-, G52.9, G53.-, G54.6, G55.1, G56.-, G57.1, G58.0, G62.-, G82.-, I73.0, I73.9, I97.2, K59.0, K91.5, M15. ,M16., M17., M19., M25., M40., M41.9, M43.1, M45.-, M47.-, M50.-, M51.-, M53.-, M54.-, M75.4, M79.- M80.-, M87.-, M96.-, M99.-, R07.- R10.-, R20.- und R52.-, ...

Hier erfolgt eine genauere Konkretisierung, bei welchen Erkrankungen sie im Rahmen der Schmerztherapie im Rahmen ihrer Ermächtigung tätig werden darf. Die Konkretisierung erfolgt anhand einer Auflistung von ICD-Kodes. Die niedergelassenen Vertragsärzte, die an die ermächtigte Ärztin überweisen, müssen einen der aufgeführten Kodes in der Überweisung nennen. Ansonsten darf die ermächtigte Ärztin nicht tätig werden.

> ... abzurechnen nach den Gebührenordnungspositionen 01320, 01436, 01600 bis 01601, 01626, 02100, 02360, 30710, 30712, 30720, 30721, 30731, 30740, 30760, 40110 und 40111 EBM.

Hier erfolgt eine abschließende Auflistung der von der ermächtigten Ärztin abrechnungsfähigen Gebührenordnungspositionen des EBM. Darüber hinaus darf sie keine weiteren Gebührenordnungspositionen abrechnen.

> Die Gebührenordnungspositionen 01436, 01600 und 01601 EBM sind nur im Zusammenhang mit Auftragsleistungen (Indikations- und Definitionsauftrag)

gemäß der Allgemeinen Bestimmungen zum Einheitlichen Bewertungsmaßstab abrechenbar.

Hier erfolgt eine weitere Einschränkung für die genannten Gebührenordnungspositionen. Sie dürfen nicht generell bei einer Überweisung von einem Vertragsarzt abgerechnet werden. Sie dürfen nur dann angesetzt werden, wenn eine Überweisung zur Durchführung von Auftragsleistungen vorliegt (vgl. § 24 Abs. 7 Bundesmantelvertrag Ärzte).

Die Gebührenordnungsposition 02100 EBM ist nur in besonders zu begründenden Einzelfällen bei Kopfschmerzpatienten (ICD-Kodierung: G44.-), Migränepatienten (ICD-Kodierung: G43.-) und Rückenschmerzpatienten (ICD-Kodierungen: M54.-) abrechenbar.

Hier werden weitere Einschränkungen formuliert. Die Abrechnungsfähigkeit der Gebührenordnungsposition 02100 EBM wird auf die genannten Erkrankungen gemäß ICD-Kode begrenzt.

Die Ermächtigung wird begrenzt auf 200 Fälle pro Quartal.

In der Ermächtigung wird eine Fallzahlbegrenzung eingeführt. Mehr als die 200 Fälle im Quartal darf die ermächtigte Ärztin nicht abrechnen. Ab dem 201. Fall im Quartal darf sie weder behandeln noch abrechnen.

Leistungen, die einen besonderen Qualifikationsnachweis erfordern, dürfen erst erbracht und abgerechnet werden, wenn diese beantragt wurden und ein Genehmigungsbescheid der entsprechenden Fachabteilung der Kassenärztlichen Vereinigung vorliegt. Des Weiteren wird ausdrücklich darauf hingewiesen, dass die dann festgestellten fachlichen Voraussetzungen nicht zwangsläufig zu einer Abrechnungsfähigkeit der Leistungen führen, sofern die Bestimmungen des EBM einer Berechnungsfähigkeit entgegenstehen. Grundsätzlich gilt, dass die einschränkenden Bestimmungen des EBM über die berechnungsfähigen Leistungen der Gebiete, in denen die vertragliche Tätigkeit ausgeübt wird, zu beachten sind.

Werden solche Gebührenordnungspositionen in der Ermächtigung genannt, dann muss die ermächtigte Ärztin eine Genehmigung bei den für die genehmigungspflichtigen Leistungen zuständigen Gremien der Kassenärztlichen Vereinigungen beantragen. Von diesen wird dann geprüft, ob die ermächtigte Ärztin die geforderten Voraussetzungen erfüllt oder nicht. Erfüllt sie die Voraussetzungen, dann darf sie im Rahmen ihrer Ermächtigung die genehmigungspflichtigen Leistungen erbringen. Falls sie die Voraussetzungen nicht erfüllt, dann darf sie diese Leistungen auch dann nicht abrechnen, wenn sie im Ermächtigungsbeschluss enthalten sind.

> Die Ermächtigung beinhaltet die Möglichkeit der Überweisung an niedergelassene Vertragsärzte.

Die ermächtigte Ärztin erhält somit eine Überweisungsbefugnis. Sie darf an niedergelassene Vertragsärzte überweisen.

> An ermächtigte Ärzte und ermächtigte ärztliche Einrichtungen werden Überweisungen befürwortet, wenn diese tagesgleich zur weiteren Diagnostik medizinisch notwendig sind und soweit der Überweisungsempfänger mit seinem Ermächtigungskatalog zur Leistungserbringung auf Überweisung des ermächtigten Arztes/der ermächtigten ärztlichen Einrichtung befugt ist.

Die Überweisungsbefugnis erstreckt sich auch auf andere ermächtigte Ärzte und ermächtigte ärztliche Einrichtungen. Diese Überweisungen sind aber an Bedingungen geknüpft:

1. Die Überweisung beschränkt sich auf Fälle, bei denen die Leistungserbringung durch den ermächtigten Arzt medizinisch notwendig ist und tagesgleich erfolgt.
2. Die Überweisungsbefugnis beschränkt sich auf diagnostische Leistungen.
3. Der ermächtigte Arzt darf die Leistungen gemäß seinem Ermächtigungskatalog überhaupt erbringen.
4. Der Überweisungsnehmer darf als ermächtigter Arzt Überweisungen von anderen ermächtigten Ärzten annehmen.

> Diese Leistungen werden eingeschränkt auf Fälle, die nicht im Zusammenhang mit einer stationären Aufnahme nach § 115a SGB V oder ambulanten Operation nach § 115b SGB V stehen.

Die vor- und nachstationären Leistungen nach § 115a SGB V und die ambulanten Operationen gemäß § 115b SGB V stellen Leistungen des Krankenhauses dar, die direkt mit den Krankenkassen abzurechnen sind. Die Kassenärztlichen Vereinigungen möchten verhindern, dass ihre Budgets durch Leistungen belastet werden, die nicht zu den vertragsärztlichen Leistungen gehören.

> Die Ermächtigung beinhaltet die Möglichkeit der Verordnung von Arzneimitteln, Hilfsmitteln, Heilmitteln und andere verordnungsfähige Leistungen nach SGB V für Patienten, die im Sinne dieser Ermächtigung ambulant versorgt werden.

Die ermächtigte Ärztin darf Verordnungen ausstellen. Das beschränkt sich auf die Patienten, die sie im Rahmen ihrer persönlichen Ermächtigung behandelt.

6.2 Augenheilkunde

Folgende Ermächtigung liegt vor:

> Herr Dr. med. Peter Mustermann, Facharzt für Augenheilkunde, wird in seiner Funktion als Chefarzt der Abteilung für Augenheilkunde am Mustermannkrankenhaus in 99999 Musterstadt, Hauptstraße 8 …

Hier erfolgt eine exakte Benennung des ermächtigten Arztes und des Ortes, wo er seine Tätigkeit ausüben darf. An anderen Orten darf er die ermächtigten Leistungen nicht erbringen.

> … für die Zeit vom 01.10.2024 bis zum 30.09.2026 …

Für diesen Zeitraum gilt die Ermächtigung. Sie läuft damit am 30.09.2026 aus. Die Ermächtigung wird nicht automatisch verlängert. Möchte der ermächtigte Arzt eine Verlängerung oder Erweiterung seiner Ermächtigung, sollte er mindestens ein halbes Jahr vor Auslaufen der Ermächtigung einen erneuten Antrag auf Ermächtigung bei dem für ihn zuständigen Zulassungsausschuss stellen.

> … zur Teilnahme an der vertragsärztlichen Versorgung nach § 31a Abs. 1 Ärzte-ZV …

Hinweis auf die Rechtsgrundlage für die Beteiligung von Krankenhausärzten an der vertragsärztlichen Versorgung.

> … für die nachstehend aufgeführten Leistungen ermächtigt:
>
> 1. Auf Überweisung von Vertragsärzten für Augenheilkunde:

Der Krankenhausarzt darf im Rahmen seiner persönlichen Ermächtigung nur auf Überweisung von Vertragsärzten für Augenheilkunde tätig werden. Überweisungen von Ärzten anderer Fachrichtung darf er nicht annehmen.

> Konsiliaruntersuchung in besonderen Zweifelsfällen bei Hornhaut- und Glaukomerkrankungen zur vollumfänglichen Spezialdiagnostik und Abklärung der Frage nach einem weiteren operativen Eingriff, …

Der ermächtigte Arzt darf nur diagnostisch tätig werden. Die Tätigkeit wird eingeschränkt auf Zweifelsfälle bei Hornhaut- und Glaukomerkrankungen. Der Bezug auf »Zweifelsfälle« schränkt die Überweisungen seitens der niedergelassenen Vertragsärzte auf Fälle ein, die nicht eindeutig sind, sondern komplexer. Das wird durch die Formulierung »Spezialdiagnostik« sowie »Abklärung der Frage nach einem weiteren operativen Eingriff« deutlich. Der ermächtigte Arzt kann somit nur in Fällen von den Vertragsärzten eingebunden werden, wenn die komplizierte Diagnostik, die der Krankenhausarzt beherrscht, erforderlich ist und/oder wenn in Frage steht, ob eine weitere Operation erforderlich ist.

> ... abrechnungsfähig nach den GOP 01321, 06312, 06330, 06331, 06333, 33000, 33002, 40110, 40111.

Hier erfolgt eine abschließende Auflistung der von dem ermächtigten Arzt abrechnungsfähigen Gebührenordnungspositionen des EBM. Darüber hinaus darf er keine weiteren Gebührenordnungspositionen abrechnen.

> 1. Auf Überweisung von Vertragsärzten für Augenheilkunde und Kinder- und Jugendmedizin:

Die Ermächtigung des Krankenhausarztes sieht darüber hinaus noch einen weiteren Ermächtigungsumfang vor. In diesem Fall darf der ermächtigte Arzt tätig werden nicht nur auf Überweisung von Vertragsärzten für Augenheilkunde, sondern auch auf Überweisung von Vertragsärzten für Kinder- und Jugendmedizin.

> Kleinchirurgischer Eingriff am Auge, Untersuchung bei Frühgeborenenretinopathien zur Diagnostik und zur Therapielenkung, ...

Der ermächtigte Arzt darf nur tätig werden in den 3 genannten Fällen:

1. Kleinchirurgischer Eingriff am Auge
2. Untersuchung bei Frühgeborenenretinopathien zur Diagnostik
3. Untersuchung bei Frühgeborenenretinopathien zur Therapielenkung

Bei allen anderen Erkrankungen darf er nicht tätig werden, da sein Ermächtigungsumfang das nicht hergibt.

> ... abrechnungsfähig nach den GOP 01321, 06352, 40110, 40111.

Hier erfolgt eine abschließende Auflistung der von dem ermächtigten Arzt abrechnungsfähigen Gebührenordnungspositionen des EBM. Darüber hinaus darf er keine weiteren Gebührenordnungspositionen abrechnen.

> Die Fallzahlen zu Punkt 2 werden auf 20 Fälle pro Quartal begrenzt.

In der Ermächtigung wird eine Fallzahlbegrenzung eingeführt. Mehr als die 20 Fälle im Quartal darf der ermächtigte Arzt für den 2. Ermächtigungsumfang nicht abrechnen. Ab dem 21. Fall im Quartal darf er weder behandeln noch abrechnen.

> Die Ermächtigung berechtigt dazu, Überweisungen an zugelassene Vertragsarzte und MVZ vorzunehmen.

Der ermächtigte Arzt erhält somit eine Überweisungsbefugnis. Er darf an niedergelassene Vertragsärzte und Medizinische Versorgungszentren überweisen.

> Überweisungen an andere ermächtigte Krankenhausärzte sind nur zulässig, sofern diese im Rahmen ihrer Ermächtigung auf Überweisung von anderen ermächtigten Ärzten tätig werden dürfen.

Die Überweisungsbefugnis erstreckt sich auch auf andere ermächtigte Ärzte. Allerdings dürfen nur ermächtigte Ärzte, die ihrerseits Überweisungen von anderen ermächtigten Ärzten erhalten dürfen, die Überweisung annehmen.

> Von der Ermächtigung sind alle Leistungen ausgeschlossen, für die das Krankenhaus des Antragstellers eine Mitteilung nach § 115b Abs. 2 Satz 2 SGB V über ambulantes Operieren und stationsersetzende Eingriffe abgegeben hat oder während der Laufzeit der Ermächtigung abgibt. Der Ausschluss bezieht sich auch auf die im Zusammenhang mit den ambulanten Operationen erforderlichen prä-, intra- und postoperativen Leistungen.

Die ambulanten Operationen stellen Leistungen des Krankenhauses dar, die direkt mit den Krankenkassen abzurechnen sind. Die Kassenärztlichen Vereinigungen möchten verhindern, dass ihre Budgets durch Leistungen belastet werden, die nicht zu den vertragsärztlichen Leistungen gehören. In dieser Ermächtigung wird noch genauer differenziert, indem alle Leistungen, die im Rahmen einer ambulanten Operation gemäß § 115b SGB V erfolgen können, aufgeführt werden.

> Das Gleiche gilt für Leistungen, die vom Krankenhaus des Antragstellers im Rahmen der spezialfachärztlichen Versorgung nach § 116b SGB V erbracht werden bzw. damit im Zusammenhang zu erbringen sind.

Hier gilt das Gleiche wie für die ambulanten Operationen gemäß § 115b SGB V.

> Die Ermächtigung ist an die Tätigkeit im Krankenhaus gebunden und endet, ohne dass es eines Widerrufs bedarf, mit der Beendigung der Tätigkeit im Krankenhaus.

In dem Ermächtigungsbeschluss wird der Ort (»Betriebsstätte«), für die die Ermächtigung gilt, explizit erwähnt. Die Ermächtigung gilt nur für diesen Ort. An anderen Orten darf die Ermächtigung nicht ausgeübt werden. Schließt die Betriebsstätte, verliert der ermächtigte Arzt seine Ermächtigung. Das Gleiche gilt, wenn der ermächtigte Arzt das Krankenhaus verlässt.

> Im Rahmen der Ermächtigung können nur solche Leistungen durchgeführt und abrechnet werden, für die eine Abrechnungsgenehmigung (z. B. nach den Qualitätssicherungs-Richtlinien) oder eine Abrechnungserlaubnis (z. B. nach den EBM-Vorgaben) vorliegt.

Werden solche Gebührenordnungspositionen in der Ermächtigung genannt, dann muss der ermächtigte Arzt eine Genehmigung bei den für die genehmigungspflichtigen Leistungen zuständigen Gremien der Kassenärztlichen Vereinigungen beantragen. Von diesen wird dann geprüft, ob der ermächtigte Arzt die geforderten Voraussetzungen erfüllt oder nicht. Erfüllt er die Voraussetzungen, dann darf er im Rahmen seiner Ermächtigung die genehmigungspflichtigen Leistungen erbringen. Falls er die Voraussetzungen nicht erfüllt, dann darf er diese Leistungen auch dann nicht abrechnen, wenn sie im Ermächtigungsbeschluss enthalten sind.

Eine weitere Ermächtigung hat folgendes Aussehen:

> Die bis zum 30.09.2026 befristete Ermächtigung der Fachärztin für Augenheilkunde Frau Dr. med. Gerda Mustermann, Oberärztin der Klinik für Augenheilkunde am Mustermannkrankenhaus in 99999 Musterstadt, Hauptstraße 8, wird ab 01.10.2024 neu gefasst.

Hier erfolgt eine exakte Benennung der ermächtigten Ärztin und des Ortes, wo sie ihre Tätigkeit ausüben darf. An anderen Orten darf sie die ermächtigten Leistungen nicht erbringen.

Gleichzeitig wird der Zeitraum definiert, bis wann die Ermächtigung gilt. Sie läuft am 30.09.2026 aus. Die Ermächtigung wird nicht automatisch verlängert. Möchte die ermächtigte Ärztin eine Verlängerung oder Erweiterung ihrer Ermächtigung, sollte sie mindestens ein halbes Jahr vor Auslaufen der Ermächtigung einen erneuten Antrag auf Ermächtigung bei dem für sie zuständigen Zulassungsausschuss stellen.

> Die Ermächtigung zur Teilnahme an der vertragsärztlichen Versorgung erstreckt sich nunmehr auf folgende Leistungen:
> Durchführung besonderer Untersuchungs- und Behandlungsmethoden auf Überweisung durch niedergelassene Augenärzte, …

Der Krankenhausärztin darf im Rahmen ihrer persönlichen Ermächtigung nur auf Überweisung von Vertragsärzten für Augenheilkunde tätig werden. Überweisungen von Ärzten anderer Fachrichtungen darf sie nicht annehmen.

> … bei Vorliegen folgender Diagnosen: ICD-10-GM C69.-, D18.0-, D21.0, D22.-, D23.1, D31.-, D48.7 und H00-H59, …

Hier erfolgt eine genauere Konkretisierung, bei welchen Erkrankungen sie im Rahmen ihrer Ermächtigung tätig werden darf. Die Konkretisierung erfolgt anhand einer Auflistung von ICD-Kodes. Die niedergelassenen Vertragsärzte, die an die ermächtigte Ärztin überweisen, müssen einen der aufgeführten Kodes in der Überweisung nennen. Ansonsten darf die ermächtige Ärztin nicht tätig werden.

... abzurechnen nach den Gebührenordnungspositionen 01321, 01436, 01600 und 01601, 40110 und 40111 EBM.

Hier erfolgt eine Auflistung von 4 allgemeinen Gebührenordnungspositionen, die für alle Teilbereiche des Ermächtigungsumfanges abrechnungsfähig sind.

a) Gebührenordnungspositionen 02301, 02302, 02310, 06312, 06320, 06321, 06330 bis 06333, 06340, 06351, 06352 und 33000 EBM. Gebührenordnungsposition 06352 EBM eingeschränkt auf operativen Eingriff am Auge.

Hier erfolgt eine abschließende Auflistung der von der ermächtigen Ärztin abrechnungsfähigen Gebührenordnungspositionen des EBM. Darüber hinaus darf sie keine weiteren Gebührenordnungspositionen abrechnen.

b) Gebührenordnungspositionen 06341 und 06342 EBM, eingeschränkt auf Kontaktlinsenanpassung bei voroperierten Kindern bis zum 10. Lebensjahr. Die Gebührenordnungspositionen 01436, 01600 und 01601 EBM sind nur im Zusammenhang mit Auftragsleistungen (Indikations- und Definitionsauftrag) gemäß den Allgemeinen Bestimmungen zum Einheitlichen Bewertungsmaßstab abrechenbar.

Hier erfolgt eine abschließende Auflistung der von der ermächtigen Ärztin abrechnungsfähigen Gebührenordnungspositionen des EBM für die Kontaktlinsenanpassung bei voroperierten Kindern bis zum 10. Lebensjahr. Darüber hinaus darf sie keine weiteren Gebührenordnungspositionen abrechnen.

Zudem erfolgt eine weitere Einschränkung für die genannten Gebührenordnungspositionen. Sie dürfen nicht generell bei einer Überweisung von einem Vertragsarzt für Augenheilkunde abgerechnet werden. Sie dürfen nur dann angesetzt werden, wenn eine Überweisung zur Durchführung von Auftragsleistungen vorliegt (vgl. § 24 Abs. 7 Bundesmantelvertrag Ärzte).

Die Ermächtigung wird auf 156 Fälle pro Quartal begrenzt.

In der Ermächtigung wird eine Fallzahlbegrenzung eingeführt. Mehr als die 156 Fälle im Quartal darf die ermächtigte Ärztin nicht abrechnen. Ab dem 157. Fall im Quartal darf sie weder behandeln noch abrechnen.

Leistungen, die einen besonderen Qualifikationsnachweis erfordern, dürfen erst erbracht und abgerechnet werden, wenn diese beantragt wurden und ein Genehmigungsbescheid der entsprechenden Fachabteilung der Kassenärztlichen Vereinigung vorliegt. Des Weiteren wird ausdrücklich darauf hingewiesen, dass die dann festgestellten fachlichen Voraussetzungen nicht zwangsläufig zu einer Abrechnungsfähigkeit der Leistungen führen, sofern die Bestimmungen des EBM einer Berechnungsfähigkeit entgegenstehen. Grundsätzlich gilt, dass die einschränkenden Bestimmungen des EBM über die berechnungsfähigen Leistungen der Gebiete, in denen die vertragliche Tätigkeit ausgeübt wird, zu beachten sind.

Werden solche Gebührenordnungspositionen in der Ermächtigung genannt, dann muss die ermächtigte Ärztin eine Genehmigung bei den für die genehmigungspflichtigen Leistungen zuständigen Gremien der Kassenärztlichen Vereinigungen beantragen. Von diesen wird dann geprüft, ob die ermächtigte Ärztin die geforderten Voraussetzungen erfüllt oder nicht. Erfüllt sie die Voraussetzungen, dann darf sie im Rahmen ihrer Ermächtigung die genehmigungspflichtigen Leistungen erbringen. Falls sie die Voraussetzungen nicht erfüllt, darf sie diese Leistungen auch dann nicht abrechnen, wenn sie im Ermächtigungsbeschluss enthalten sind.

In der Ermächtigung sind Gebührenordnungspositionen enthalten, für deren Erbringung eine Genehmigung erforderlich ist:

1. Die Berechnung der Gebührenordnungsposition 06332 setzt eine Genehmigung der Kassenärztlichen Vereinigung gemäß der Qualitätssicherungsvereinbarung PDT (Photodynamische Therapie) nach § 135 Abs. 2 SGB V voraus.
2. Für die Ultraschallleistung 33000 gilt gemäß der Präambel des Kapitels 33, dass die Berechnung der Gebührenordnungspositionen dieses Kapitels eine Genehmigung der Kassenärztlichen Vereinigung nach der Ultraschall-Vereinbarung gemäß § 135 Abs. 2 SGB V voraussetzt.

Die Ermächtigung beinhaltet die Möglichkeit der Überweisung an niedergelassene Vertragsärzte.

Die ermächtigte Ärztin erhält somit eine Überweisungsbefugnis. Sie darf an niedergelassene Vertragsärzte überweisen.

An ermächtigte Ärzte und ermächtigte ärztliche Einrichtungen werden Überweisungen befürwortet, wenn diese tagesgleich zur weiteren Diagnostik medizinisch notwendig sind und soweit der Überweisungsempfänger mit seinem Ermächtigungskatalog zur Leistungserbringung auf Überweisung des ermächtigten Arztes/der ermächtigten ärztlichen Einrichtung befugt ist.

Die Überweisungsbefugnis erstreckt sich auch auf andere ermächtigte Ärzte und ermächtigte ärztliche Einrichtungen. Diese Überweisungen sind aber an Bedingungen geknüpft:

1. Die Überweisung beschränkt sich auf Fälle, bei denen die Leistungserbringung durch den ermächtigten Arzt medizinisch notwendig ist und tagesgleich erfolgt.
2. Die Überweisungsbefugnis beschränkt sich auf diagnostische Leistungen.
3. Der ermächtigte Arzt darf die Leistungen gemäß seines Ermächtigungskataloges überhaupt erbringen.
4. Der Überweisungsnehmer darf als ermächtigter Arzt Überweisungen von anderen ermächtigten Ärzten annehmen.

Diese Leistungen werden eingeschränkt auf Fälle, die nicht im Zusammenhang mit einer stationären Aufnahme nach § 115a SGB V oder ambulanten Operation nach § 115b SGB V stehen.

Die vor- und nachstationären Leistungen nach § 115a SGB V und die ambulanten Operationen gemäß § 115b SGB V stellen Leistungen des Krankenhauses dar, die direkt mit den Krankenkassen abzurechnen sind. Die Kassenärztlichen Vereinigungen möchten verhindern, dass ihre Budgets durch Leistungen belastet werden, die nicht zu den vertragsärztlichen Leistungen gehören.

Die Ermächtigung steht unter dem Vorbehalt des § 116b SGB V. Sofern ambulante Leistungen nach § 116b SGB V durch das Krankenhaus erbracht werden, sind sie nicht mehr Gegenstand der Ermächtigung.

Wie beim ambulanten Operieren gemäß § 115b SGB V gilt auch für die spezialfachärztlichen Leistungen, dass entweder das Krankenhaus diese im Rahmen des § 116b SGB V erbringen kann oder dass der ermächtigte Arzt sie im Rahmen seiner Ermächtigung erbringen kann. Sofern das Krankenhaus sich zur Teilnahme an § 116b SGB V erklärt hat, darf der ermächtigte Arzt entsprechende Leistungen nicht mehr abrechnen.

Die Ermächtigung beinhaltet die Möglichkeit der Verordnung von Arzneimitteln, Hilfsmitteln, Heilmitteln und anderen verordnungsfähigen Leistungen nach SGB V für Patienten, die im Sinne dieser Ermächtigung ambulant versorgt werden.

Die ermächtigte Ärztin darf Verordnungen ausstellen. Das beschränkt sich auf die Patienten, die sie im Rahmen ihrer persönlichen Ermächtigung behandelt.

6.3 Chirurgie

Folgende Ermächtigung für eine Gefäßchirurgin liegt vor:

Die bis zum 30.09.2026 befristete Ermächtigung der Fachärztin für Gefäßchirurgie, Frau Dr. med. Gerda Mustermann, Chefärztin der Abteilung für Gefäßchirurgie am Mustermannkrankenhaus in 99999 Musterstadt, Hauptstraße 8, …

Hier erfolgt eine exakte Benennung der ermächtigten Ärztin und des Ortes, wo sie ihre Tätigkeit ausüben darf. An anderen Orten darf sie die ermächtigten Leistungen nicht erbringen.

> … wird gemäß § 31a Abs.1 Nr. 1 Ärzte-ZV mit Wirkung ab dem 01.10.2024 im bisherigen Umfang erneuert:

Hinweis auf die Rechtsgrundlage für die Beteiligung von Krankenhausärzten an der vertragsärztlichen Versorgung.

> Diese Ermächtigung gilt nur für von zugelassenen Vertragsärzten überwiesene Fälle, soweit die Systematik des Einheitlichen Bewertungsmaßstabes (EBM) dies zulässt:

Die ermächtigte Ärztin darf nur tätig werden, wenn ein niedergelassener Arzt eine Überweisung an sie ausstellt.

> Konsiliarische Beratung eines Arztes in der Behandlung unter Berücksichtigung der erhobenen und mitgegebenen Befunde, begrenzt auf den Bereich der Gefäßchirurgie und Phlebologie.

Die ermächtigte Ärztin darf diagnostisch tätig werden. Sie muss die Vorbefunde der niedergelassenen Ärzte bei ihrer Tätigkeit einbeziehen. Sie ist beschränkt auf die beiden Bereiche Gefäßchirurgie und Phlebologie. Überweisungen, die diese beiden Bereiche nicht betreffen, darf sie nicht annehmen.

> Leistungen, die durch den Krankenhausträger gemäß § 115b SGB V angezeigt werden oder die durch das Krankenhaus auf der Rechtsgrundlage des § 116b SGB V erbracht werden können, sind von dieser Ermächtigung ausgenommen.

Die ambulanten Operationen stellen Leistungen des Krankenhauses dar, die direkt mit den Krankenkassen abzurechnen sind. Die Kassenärztlichen Vereinigungen möchten verhindern, dass ihre Budgets durch Leistungen belastet werden, die nicht zu den vertragsärztlichen Leistungen gehören. In dieser Ermächtigung wird noch genauer differenziert, in dem alle Leistungen, die im Rahmen einer ambulanten Operation gemäß § 115b SGB V erfolgen können, aufgeführt werden. Das Gleiche trifft auch auf die spezialfachärztlichen Versorgung nach § 116b SGB V zu.

> Die Ermächtigung endet am 30.09.2026, sofern sie nicht auf Antrag der ermächtigten Ärztin erneuert wird. Sie erlischt automatisch zuvor, wenn ihre Tätigkeit an der in diesem Beschluss genannten Einrichtung endet.

Der Zeitraum für das Auslaufen der Ermächtigung wird hier genannt. Zu diesem Zeitpunkt endet die Ermächtigung automatisch. Eine Verlängerung ist nur möglich, wenn die ermächtigte Ärztin mindestens 6 Monate vorher einen Antrag auf Fortdauer der Ermächtigung gestellt hat.

> Im Rahmen der Ermächtigung sind Überweisungen nicht möglich.

Die Ärzin erhält in ihrer Ermächtigung keine Überweisungsbefugnis. Sie darf somit keine Überweisungen ausstellen.

> Im Rahmen der Ermächtigung können keine Arzneimittel sowie Heil- und Hilfsmittel verordnet werden.

Der ermächtigten Ärztin wird somit verwehrt, Verordnungen auszustellen.

> Der Zulassungsausschuss weist ausdrücklich darauf hin, dass für die Erbringung und Abrechnung nachstehender Leistungen neben der erteilten Ermächtigung zusätzlich eine Genehmigung nach den jeweiligen Qualitätssicherungs-Richtlinien für jede Betriebsstätte erforderlich ist.

Werden solche Gebührenordnungspositionen in der Ermächtigung genannt, dann muss die ermächtigte Ärztin eine Genehmigung bei den für die genehmigungspflichtigen Leistungen zuständigen Gremien der Kassenärztlichen Vereinigungen beantragen. Von diesen wird dann geprüft, ob die ermächtigte Ärztin die geforderten Voraussetzungen erfüllt oder nicht. Erfüllt sie die Voraussetzungen, dann darf sie im Rahmen ihrer Ermächtigung die genehmigungspflichtigen Leistungen erbringen. Falls sie die Voraussetzungen nicht erfüllt, dann darf sie diese Leistungen auch dann nicht abrechnen, wenn sie im Ermächtigungsbeschluss enthalten sind.

Eine weitere Ermächtigung, bezogen auf die Visceralchirurgie, lautet wie folgt:

> Herr Dr. med. Peter Mustermann, Facharzt für Visceralchirurgie und Chefarzt der Abteilung für Visceralchirurgie am Mustermannkrankenhaus in 99999 Musterstadt, Hauptstraße 8, …

Hier erfolgt eine exakte Benennung des ermächtigten Arztes und des Ortes, wo er seine Tätigkeit ausüben darf. An anderen Orten darf er die ermächtigten Leistungen nicht erbringen.

> … wird für die Zeit vom 01.01.2025 bis zum 31.12.2026 …

Für diesen Zeitraum gilt die Ermächtigung. Sie läuft damit am 31.12.2026 aus. Die Ermächtigung wird nicht automatisch verlängert. Möchte der ermächtigte Arzt eine Verlängerung oder Erweiterung seiner Ermächtigung, sollte er mindestens ein halbes Jahr vor Auslaufen der Ermächtigung einen erneuten Antrag auf Ermächtigung bei dem für ihn zuständigen Zulassungsausschuss stellen.

> … zur Teilnahme an der vertragsärztlichen Versorgung nach § 31a Abs. 1 Ärzte-ZV für die nachstehend aufgeführten Leistungen ermächtigt:

Hinweis auf die Rechtsgrundlage für die Beteiligung von Krankenhausärzten an der vertragsärztlichen Versorgung.

> 1. Auf Überweisung von zugelassenen Fachärzten für Allgemein- oder Visceralchirurgie sowie in zugelassenen MVZs und Vertragsarztpraxen angestellter Fachärzte für Allgemein- oder Visceralchirurgie:

Der ermächtigte Arzt darf ausschließlich auf Überweisung von niedergelassenen Ärzten tätig werden. Beschränkt wird dies auf Überweisungen von Fachärzten für Allgemein- oder Visceralchirurgie. Zu den überweisungsbefugten niedergelassenen Ärzten zählen auch die angestellten Ärzte in einer Vertragsarztpraxis oder einem MVZ.

> Einmalige konsiliarische Untersuchung in Problemfällen unter Verwendung mitgebrachter Befunde.

Der ermächtigte Arzt darf ausschließlich diagnostisch tätig werden. Überweisungen von niedergelassenen Ärzten dürfen nur Problemfälle betreffen. Überweisungen, die nur normale Fälle betreffen, dürfen also nicht angenommen werden.

> Abrechnungsfähig sind in diesem Zusammenhang folgende Leistungen: GOP 01321, 33042, 33092, 40120, 40144.

Hier werden abschließend die EBM-Gebührenordnungspositionen aufgezählt, die er im Rahmen dieser Ermächtigung abrechnen darf.

> 2. Auf Überweisung von zugelassenen Vertragsärzten sowie in zugelassenen MVZs und Vertragsarztpraxen angestellter Ärzte:

Die Ermächtigung wird auf weitere Bereiche ausgeweitet. Im Rahmen dieser Ermächtigung darf der ermächtigte Arzt wiederum ausschließlich tätig werden, wenn eine Überweisung von einem niedergelassenen Arzt vorliegt. Hier gibt es aber keine Einschränkung in Bezug auf die Fachgruppe der Ärzte, die überweisen dürfen. Zu den überweisungsbefugten niedergelassenen Ärzten zählen auch die angestellten Ärzte in einer Vertragsarztpraxis oder einem MVZ.

> Durchführung von proktologischen Untersuchungen und/oder Endosonographen bei Patienten mit Rektumkarzinom, …

Hier werden die diagnostischen Leistungen genannt, die der ermächtigte Arzt im Rahmen dieser Ermächtigung durchführen darf. Begrenzt wird das auf Patienten mit Rektumkarzinom. Mit anderen Worten: Bei allen anderen ambulanten Patienten besteht keine Ermächtigung, sodass er bei diesen keine Untersuchungen durchführen darf.

> … GOP 30600, 33042, …

Im Rahmen dieser Ermächtigung darf er nur die beiden genannten Gebührenordnungsziffern abrechnen.

> … Fallzahlbegrenzung: 10 Fälle pro Quartal.

Die Fallzahlbegrenzung betrifft ausschließlich den 2. Teil der Ermächtigung. Eine Überweisung ab dem 11. Fall im Quartal darf der ermächtigte Arzt nicht annehmen.

> Labor- und Röntgenleistungen sind im Rahmen der Ermächtigung nicht abrechnungsfähig.

Für die gesamte Ermächtigung gilt, dass Labor- und Röntgenleistungen nicht erbracht und abgerechnet werden dürfen.

> Im Rahmen der Ermächtigung können Arzneimittel sowie Heil- und Hilfsmittel verordnet werden.

Der ermächtigte Arzt darf somit Verordnungen auszustellen.

> Die Verordnung darf nur durch Dr. med. Peter Mustermann selbst oder im Fall der Abwesenheit aus Gründen von Krankheit, Urlaub oder Teilnahme an ärztlicher Forbildung oder an einer Wehrübung durch einen Vertreter ausgestellt werden. Nur in diesem Fall darf der Vertreter den Arztstempel verwenden.

Die persönliche Ermächtigung ist mit einer persönlichen Leistungserbringung verbunden. Kein anderer Arzt darf die ermächtigten Leistungen erbringen als derjenige Arzt, der im Ermächtigungsbeschluss genannt wurde. Ausnahmen davon gelten bei Krankheit, Urlaub oder Teilnahme an ärztlicher Forbildung oder an einer Wehrübung. Dann dürfen Vertreter die Leistungen erbringen. Die Ärzte-ZV schreibt dazu in § 32 Abs. 1 Folgendes vor: *»Dauert die Vertretung länger als eine Woche, so ist sie der Kassenärztlichen Vereinigung mitzuteilen.«*

> Nach § 24 Abs. 2 Satz 4 Bundesmantelvertrag Ärzte sind Überweisungen durch ermächtigte ärztlich geleitete Einrichtungen und ermächtigte Ärzte zulässig, soweit die Ermächtigung dies vorsieht; in der Ermächtigung sind die von der Überweisungsbefugnis umfassten Leistungen festzulegen. Die Überweisungsberechtigung wird eingeschränkt auf die im Rahmen der sich aus dem Ermächtigungsumfang ergebenden Notwendigkeit.

Die Überweisungsbefugnis des ermächtigten Arztes wird eingeschränkt. Er darf nicht wie die niedergelassenen Ärzte überweisen, sondern nur bezogen auf den Ermächtigungsumfang und die sich daraus ergebende Notwendigkeit.

> Leistungen, die einen besonderen Qualifikationsnachweis erfordern, dürfen erst erbracht und abgerechnet werden, wenn diese beantragt wurden und ein Genehmigungsbescheid der entsprechenden Fachabteilung der Kassenärztlichen Vereinigung vorliegt. Des Weiteren wird ausdrücklich darauf hingewiesen, dass die dann festgestellten fachlichen Voraussetzungen nicht zwangsläufig zu einer Abrechnungsfähigkeit der Leistungen führen, sofern die Bestimmungen des EBM einer Berechnungsfähigkeit entgegenstehen. Grundsätzlich gilt, dass die einschränkenden Bestimmungen des EBM über die berechnungsfähigen Leistungen der Gebiete, in denen die vertragliche Tätigkeit ausgeübt wird, zu beachten sind.

Werden solche Gebührenordnungspositionen in der Ermächtigung genannt, dann muss der ermächtigte Arzt eine Genehmigung bei den für die genehmigungspflichtigen Leistungen zuständigen Gremien der Kassenärztlichen Vereinigungen beantragen. Von diesen wird dann geprüft, ob der ermächtigte Arzt die geforderten Voraussetzungen erfüllt oder nicht. Erfüllt er die Voraussetzungen, dann darf er im Rahmen seiner Ermächtigung die genehmigungspflichtigen Leistungen erbringen. Falls er die Voraussetzungen nicht erfüllt, dann darf er diese Leistungen auch dann nicht abrechnen, wenn sie im Ermächtigungsbeschluss enthalten sind.

In der Ermächtigung sind Gebührenordnungspositionen enthalten, für deren Erbringung eine Genehmigung erforderlich ist:

Für die Ultraschallleistungen 33042 und 33092 gilt gemäß der Präambel des Kapitels 33, dass die Berechnung der Gebührenordnungspositionen dieses Kapitels eine Genehmigung der Kassenärztlichen Vereinigung nach der Ultraschall-Vereinbarung gemäß § 135 Abs. 2 SGB V voraussetzt.

Eine weitere Ermächtigung sieht wie folgt aus:

> Herr Dr. med. Peter Mustermann, Facharzt für Visceralchirurgie und Chefarzt der Abteilung für Visceralchirurgie am Mustermannkrankenhaus in 99999 Musterstadt, Hauptstraße 8, wird auch weiterhin zur Teilnahme an der vertragsärztlichen Versorgung ermächtigt. Die Ermächtigung wird im Krankenhaus ausgeübt.

Hier erfolgt eine exakte Benennung des ermächtigten Arztes und des Ortes, wo er seine Tätigkeit ausüben darf. An anderen Orten darf er die ermächtigten Leistungen nicht erbringen.

> Die Ermächtigung wird befristet bis 31.12.2027…

Für diesen Zeitraum gilt die Ermächtigung. Sie läuft damit am 31.12.2027 aus. Die Ermächtigung wird nicht automatisch verlängert. Möchte der ermächtigte Arzt eine Verlängerung oder Erweiterung seiner Ermächtigung, sollte er mindestens ein halbes Jahr vor Auslaufen der Ermächtigung einen erneuten Antrag auf Ermächtigung bei dem für ihn zuständigen Zulassungsausschuss stellen.

> ... und erstreckt sich auf folgende Leistungen:
> Konsiliarische Beratung ...

Der ermächtigte Arzt darf ausschließlich diagnostisch tätig werden.

> ... eines niedergelassenen Vertragsarztes und der in der am Mustermannkrankenhaus ermächtigten Ärzte auf namentliche Überweisung im Rahmen der Thoraxchirurgie

Der ermächtigte Chefarzt darf nur auf Überweisung tätig werden. Es dürfen niedergelassene Ärzte an ihn überweisen. Darüber hinaus dürfen auch ermächtigte Ärzte seines Krankenhaues an ihn überweisen. Dazu muss in der Überweisung der Name des hier ermächtigten Arztes genannt werden. Diese Regelung entspricht den Vorgaben des § 24 Abs. 5 Satz BMV-Ärzte:

> Eine namentliche Überweisung kann zur Durchführung bestimmter Untersuchungs- oder Behandlungsmethoden an hierfür ermächtigte Ärzte erfolgen, ...

Eine Überweisung darf sich nur auf Fälle der Thoraxchirurgie beziehen.

> ... eingeschränkt auf die Diagnosen nach den ICD-10-Kodes B90.9, C15, C34, C77.1, C78, D15, D38, J18, J40-44, J82-86, J90-93, ...

Hier wird die erforderliche Überweisung durch die konkrete und abschließende Nennung von ICD-Kodes auf bestimmte Erkrankungen begrenzt.

> ... abzurechnen nach den Gebührenordnungspositionen 01321, 40110 und 40111 EBM.

Im Rahmen der Ermächtigung dürfen ausschließlich die genannten Gebührenordnungspositionen abgerechnet werden.

> Die Gebührenordnungspositionen 01436, 01600 und 01601 EBM sind nur im Zusammenhang mit Auftragsleistungen (Indikations- und Definitionsauftrag) gemäß den Allgemeinen Bestimmungen zum Einheitlichen Bewertungsmaßstab abrechenbar.

Hier erfolgt eine weitere Einschränkung. Bei Überweisungen zur Ausführung von Auftragsleistungen muss anstelle der Grundpauschale für ermächtige Ärzte (01321) die Konsultationspauschale (01436) angesetzt werden.

> Leistungen, die einen besonderen Qualifikationsnachweis erfordern, dürfen erst erbracht und abgerechnet werden, wenn diese beantragt wurden und ein Genehmigungsbescheid der entsprechenden Fachabteilung der Kassenärztlichen Vereinigung vorliegt. Des Weiteren wird ausdrücklich darauf hingewiesen, dass

die dann festgestellten fachlichen Voraussetzungen nicht zwangsläufig zu einer Abrechnungsfähigkeit der Leistungen führen, sofern die Bestimmungen des EBM einer Berechnungsfähigkeit entgegenstehen. Grundsätzlich gilt, dass die einschränkenden Bestimmungen des EBM über die berechnungsfähigen Leistungen der Gebiete, in denen die vertragliche Tätigkeit ausgeübt wird, zu beachten sind.

Werden solche Gebührenordnungspositionen in der Ermächtigung genannt, dann muss der ermächtigte Arzt eine Genehmigung bei den für die genehmigungspflichtigen Leistungen zuständigen Gremien der Kassenärztlichen Vereinigungen beantragen. Von diesen wird dann geprüft, ob der ermächtigte Arzt die geforderten Voraussetzungen erfüllt oder nicht. Erfüllt er die Voraussetzungen, dann darf er im Rahmen seiner Ermächtigung die genehmigungspflichtigen Leistungen erbringen. Falls er die Voraussetzungen nicht erfüllt, dann darf er diese Leistungen auch dann nicht abrechnen, wenn sie im Ermächtigungsbeschluss enthalten sind.

Die Ermächtigung beinhaltet die Möglichkeit der Überweisung an niedergelassene Vertragsärzte.

Der ermächtigte Arzt erhält somit eine Überweisungsbefugnis. Er darf an niedergelassene Vertragsärzte überweisen.

An ermächtigte Ärzte und ermächtigte ärztliche Einrichtungen werden Überweisungen befürwortet, wenn diese tagesgleich zur weiteren Diagnostik medizinisch notwendig sind und soweit der Überweisungsempfänger mit seinem Ermächtigungskatalog zur Leistungserbringung auf Überweisung des ermächtigten Arztes/der ermächtigten ärztlichen Einrichtung befugt ist.

Die Überweisungsbefugnis erstreckt sich auch auf andere ermächtigte Ärzte und ermächtigte ärztliche Einrichtungen. Diese Überweisungen sind aber an Bedingungen geknüpft:

1. Die Überweisung beschränkt sich auf Fälle, bei denen die Leistungserbringung durch den ermächtigten Arzt medizinisch notwendig ist und tagesgleich erfolgt.
2. Die Überweisungsbefugnis beschränkt sich auf diagnostische Leistungen.
3. Der ermächtigte Arzt darf die Leistungen gemäß seinem Ermächtigungskatalog überhaupt erbringen.
4. Der Überweisungsnehmer darf als ermächtigter Arzt Überweisungen von anderen ermächtigten Ärzten annehmen.

Diese Leistungen werden eingeschränkt auf Fälle, die nicht im Zusammenhang mit einer stationären Aufnahme nach § 115a SGB V …

Die vor- und nachstationären Leistungen nach § 115a SGB V stellen Leistungen des Krankenhauses dar, die direkt mit den Krankenkassen abzurechnen sind. Die

Kassenärztlichen Vereinigungen möchten verhindern, dass ihre Budgets durch Leistungen belastet werden, die nicht zu den vertragsärztlichen Leistungen gehören. Bei Patienten, die stationär behandelt werden, darf der ermächtigte Arzt somit 5 Tage vor der Aufnahme und 14 Tage nach der Entlassung keine Leistungen für die Patienten im Rahmen seiner Ermächtigung erbringen.

> ... oder ambulanten Operation nach § 115b SGB V stehen.

Die ambulanten Operationen stellen Leistungen des Krankenhauses dar, die direkt mit den Krankenkassen abzurechnen sind. Die Kassenärztlichen Vereinigungen möchten verhindern, dass ihre Budgets durch Leistungen belastet werden, die nicht zu den vertragsärztlichen Leistungen gehören. In dieser Ermächtigung wird noch genauer differenziert, indem alle Leistungen, die im Rahmen einer ambulanten Operation gemäß § 115b SGB V erfolgen können, aufgeführt werden.

> Überweisungen zur Behandlung im Rahmen des § 116b SGB V sind ausgeschlossen.
> Die Ermächtigung steht unter dem Vorbehalt des § 116b SGB V. Sofern ambulante Leistungen nach § 116b SGB V durch das Krankenhaus erbracht werden, sind sie nicht mehr Gegenstand der Ermächtigung. Der Antragsteller ist verpflichtet, den Zulassungsausschuss über eine Teilnahme an der ambulanten Versorgung nach § 116b Abs. 2 SGB V zu informieren.

Hier gilt das Gleiche wie für die ambulanten Operationen gemäß § 115b SGB V.

> Die Ermächtigung beinhaltet die Möglichkeit der Verordnung von Arzneimitteln, Hilfsmitteln, Heilmitteln und anderen verordnungsfähigen Leistungen nach SGB V für Patienten, die im Sinne dieser Ermächtigung ambulant versorgt werden.

Der ermächtigte Arzt darf Verordnungen ausstellen. Begrenzt wird das auf Patienten, die der ermächtigte Arzt im Rahmen des Ermächtigungsbeschlusses behandelt.

6.4 Frauenheilkunde und Geburtshilfe

Für die Frauenheilkunde und Geburtshilfe liegen folgende Ermächtigungen vor:

> Frau Dr. med. Gerda Mustermann wird als Fachärztin für Frauenheilkunde und Geburtshilfe in der Funktion als Chefärztin der Frauenklinik am Mustermannkrankenhaus in 99999 Musterstadt, Hauptstraße 8, ...

Hier erfolgt eine exakte Benennung der ermächtigten Ärztin und des Ortes, wo sie ihre Tätigkeit ausüben darf. An anderen Orten darf sie die ermächtigten Leistungen nicht erbringen.

> … für die Zeit vom 01.07.2025 bis zum 30.06.2027 …

Für diesen Zeitraum gilt die Ermächtigung. Sie läuft damit am 30.06.2027 aus. Die Ermächtigung wird nicht automatisch verlängert. Möchte die ermächtigte Ärztin eine Verlängerung oder Erweiterung ihrer Ermächtigung, sollte sie mindestens ein halbes Jahr vor Auslaufen der Ermächtigung einen erneuten Antrag auf Ermächtigung bei dem für sie zuständigen Zulassungsausschuss stellen.

> … zur Teilnahme an der vertragsärztlichen Versorgung nach § 31a Abs. 1 Ärzte-ZV für die nachstehend aufgeführten Leistungen ermächtigt:

Hinweis auf die Rechtsgrundlage für die Beteiligung von Krankenhausärzten an der vertragsärztlichen Versorgung.

> Auf Überweisung von zugelassenen Fachärzten für Frauenheilkunde und Geburtshilfe oder in zugelassenen MVZs und Vertragsarztpraxen angestellter Fachärzte für Frauenheilkunde und Geburtshilfe:

Die ermächtigte Ärztin darf ausschließlich auf Überweisung von niedergelassenen Ärzten tätig werden. Beschränkt wird dies auf Überweisungen von Fachärzten für Frauenheilkunde und Geburtshilfe. Zu den überweisungsbefugten niedergelassenen Ärzten zählen auch die angestellten Ärzte in einer Vertragsarztpraxis oder einem MVZ.

> 1. Betreuung von Risikoschwangerschaften, …

Die Ermächtigung bezieht sich in diesem Punkt ausschließlich auf die Betreuung von Risikoschwangerschaften. Für die Betreuung von normalen Schwangerschaften oder anderen frauenheilkundlichen Leistungen ist die Ermächtigung nicht ausgelegt.

> …. abrechnungsfähig sind die sonographischen bzw. duplexsonographischen Untersuchungen nach den GOP 01772, 01773, 01775, 01785, 01786 sowie die GOP 01320, 01436, 01600, 01601, 40120, 40144.

Hier erfolgt eine abschließende Auflistung der Gebührenordnungspositionen, die im Rahmen der Betreuung von Risikoschwangerschaften abrechnungsfähig sind. Andere Gebührenordnungspositionen sind nicht abrechnungsfähig.

> 2. Behandlung von sekundär heilenden Wunden; abrechnungsfähig sind folgende Leistungen: GOP 1320, 01436, 01600, 01601, 02310, 40120, 40144.

Ein weiterer Leistungskomplex, der die Ermächtigung vorsieht, ist die Behandlung von sekundär heilenden Wunden. Auch hier erfolgt eine abschließende Auflistung von Gebührenordnungspositionen, die für diesen Teil der Ermächtigung abrechnungsfähig sind.

> 3. Sonographische Untersuchungen ..., abrechnungsfähig sind folgende Leistungen: GOP 01320, 01436, 01600, 01601, 33044, 33074, 33075, 40120, 4011.

Die Ermächtigung sieht noch einen weiteren Leistungskomplex vor, nämlich die Abrechnung von abschließend aufgeführten Gebührenordnungspositionen.

> Die Punkte 1 bis 3 sind eingeschränkt auf insgesamt 50 Leistungen pro Quartal.

Für die genannten 3 Leistungskomplexe gilt eine Fallzahlbegrenzung von 50 Leistungen (Fällen) pro Quartal. Überweisungen ab dem 51. Fall im Quartal muss die ermächtigte Ärztin ablehnen, weil sie dafür keine Ermächtigung hat.

> Labor- und Röntgenleistungen sind im Rahmen der Ermächtigung nicht abrechnungsfähig.

Für die gesamte Ermächtigung gilt, dass Labor- und Röntgenleistungen nicht erbracht und abgerechnet werden dürfen.

> Vor- und nachstationäre Leistungen nach § 115a SGB V sind im Rahmen der Ermächtigung nicht abrechnungsfähig. Während der angegebenen Fristen dürfen keine Leistungen erbracht bzw. veranlasst werden.

Die vor- und nachstationären Leistungen nach § 115a SGB V stellen Leistungen des Krankenhauses dar, die direkt mit den Krankenkassen abzurechnen sind. Die Kassenärztlichen Vereinigungen möchten verhindern, dass ihre Budgets durch Leistungen belastet werden, die nicht zu den vertragsärztlichen Leistungen gehören.

> Die persönliche Ermächtigung für ambulantes Operieren im Krankenhaus gilt nicht für diejenigen Leistungen, die bereits im Rahmen einer Meldung nach § 115b SGB V durch die Verwaltung angezeigt wurden bzw. für die das Krankenhaus sein Angebot im Rahmen des § 115b SGB V künftig ergänzt.

Das ambulante Operieren gemäß § 115b SGB V stellt eine Krankenhausleistung dar, die direkt mit den Krankenkassen abgerechnet wird. Die Kassenärztlichen Vereinigungen möchten verhindern, dass ihre Budgets durch Leistungen belastet werden, die nicht zu den vertragsärztlichen Leistungen gehören. Daher darf die ermächtigte Ärztin hier ihre Leistungen nicht bei ambulanten Operationen gemäß § 115b SGB V erbringen und mit der Kassenärztlichen Vereinigung abrechnen.

Die persönliche Ermächtigung für die ambulante Behandlung im Krankenhaus gilt nicht für diejenigen Leistungen, die bereits im Rahmen seiner Meldung nach § 116b SGB V durch die Verwaltung angezeigt wurden bzw. für die das Krankenhaus sein Angebot im Rahmen des § 116b SGB V künftig ergänzt.

Hier gilt das Gleiche wie für die ambulanten Operationen gemäß § 115b SGB V.

Im Rahmen der Ermächtigung können nur solche Leistungen durchgeführt und abgerechnet werden, für die eine Abrechnungsgenehmigung (z. B. nach den Qualitätssicherungs-Richtlinien) oder eine Abrechnungserlaubnis (z. B. nach den EBM-Vorgaben) vorliegt.

Werden solche Gebührenordnungspositionen in der Ermächtigung genannt, dann muss der ermächtigte Arzt eine Genehmigung bei den für die genehmigungspflichtigen Leistungen zuständigen Gremien der Kassenärztlichen Vereinigungen beantragen. Von diesen wird dann geprüft, ob der ermächtigte Arzt die geforderten Voraussetzungen erfüllt oder nicht. Erfüllt er die Voraussetzungen, dann darf er im Rahmen seiner Ermächtigung die genehmigungspflichtigen Leistungen erbringen. Falls er die Voraussetzungen nicht erfüllt, dann darf er diese Leistungen auch dann nicht abrechnen, wenn sie im Ermächtigungsbeschluss enthalten sind.

In der Ermächtigung sind Gebührenordnungspositionen enthalten, für deren Erbringung eine Genehmigung erforderlich ist:

1. Die Abrechnung der Gebührenordnungspositionen 01772, 01773 und 01775 setzt eine Genehmigung der Kassenärztlichen nach der Ultraschall-Vereinbarung gemäß § 135 Abs. 2 SGB V voraus.
2. Im Rahmen der Ermächtigung ist die Mutterschafts-Richtlinie inklusive der Anlagen des Gemeinsamen Bundesausschusses zu beachten.
3. Für die Ultraschallleistungen 33044, 33074 und 33075 gilt gemäß der Präambel des Kapitels 33, dass die Berechnung der Gebührenordnungspositionen dieses Kapitels eine Genehmigung der Kassenärztlichen Vereinigung nach der Ultraschall-Vereinbarung gemäß § 135 Abs. 2 SGB V voraussetzt.

Die Abrechnung von Leistungen im Rahmen der Ermächtigung ist an diese Betriebsstätte des Krankenhauses gebunden. Eine Aufgabe der bisherigen Betriebsstätte führt zur Beendigung der Ermächtigung. Eine Ermächtigung für eine andere oder zusätzliche Betriebsstätte bedarf einer erneuten Antragstellung.

In dem Ermächtigungsbeschluss wird der Ort (»Betriebsstätte«), für die die Ermächtigung gilt, explizit erwähnt. Die Ermächtigung gilt nur für diesen Ort. An anderen Orten darf die Ermächtigung nicht ausgeübt werden. Schließt die Betriebsstätte, verliert der ermächtigte Arzt seine Ermächtigung.

Im Rahmen der Ermächtigung können Arzneimittel sowie Heil- und Hilfsmittel verordnet werden.

Die ermächtige Ärztin darf Verordnungen ausstellen.

> Die Verordnung darf nur durch Frau Dr. Mustermann selbst oder im Fall der Abwesenheit aus Gründen von Krankheit, Urlaub oder Teilnahme an ärztlicher Forbildung oder an einer Wehrübung durch einen Vertreter ausgestellt werden. Nur in diesem Fall darf der Vertreter den Arztstempel verwenden.

Die persönliche Ermächtigung ist mit einer persönlichen Leistungserbringung verbunden. Kein anderer Arzt darf die ermächtigten Leistungen erbringen als derjenige Arzt, der im Ermächtigungsbeschluss genannt wurde. Ausnahmen davon gelten bei Krankheit, Urlaub oder Teilnahme an ärztlicher Forbildung oder an einer Wehrübung. Dann dürfen Vertreter die Leistungen erbringen. Die Ärzte-ZV schreibt dazu in § 32 Abs. 1 Folgendes vor: *»Dauert die Vertretung länger als eine Woche, so ist sie der Kassenärztlichen Vereinigung mitzuteilen.«*

> Nach § 24 Abs. 2 Satz 4 Bundesmantelvertrag Ärzte sind Überweisungen durch ermächtigte ärztlich geleitete Einrichtungen und ermächtigte Ärzte zulässig, soweit die Ermächtigung dies vorsieht; in der Ermächtigung sind die von der Überweisungsbefugnis umfassten Leistungen festzulegen.
>
> Die Überweisungsberechtigung wird eingeschränkt auf die im Rahmen der sich aus dem Ermächtigungsumfang ergebenden Notwendigkeit.

Die Überweisungsbefugnis des ermächtigten Arztes wird eingeschränkt. Er darf nicht wie die niedergelassenen Ärzte überweisen, sondern nur bezogen auf den Ermächtigungsumfang und die sich daraus ergebende Notwendigkeit.

Für die Geburtshilfe liegt folgende Ermächtigung vor:

> Herr Dr. med. Peter Mustermann, Facharzt für Frauenheilkunde und Geburtshilfe und Chefarzt der Abteilung für Frauenheilkunde und Geburtshilfe am Mustermannkrankenhaus in 99999 Musterstadt, Hauptstraße 8, …

Hier erfolgt eine exakte Benennung des ermächtigten Arztes und des Ortes, wo er seine Tätigkeit ausüben darf. An anderen Orten darf er die ermächtigten Leistungen nicht erbringen.

> … wird für die Zeit vom 01.09.2025 bis zum 31.08.2027 auch weiterhin zur Teilnahme an der vertragsärztlichen Versorgung ermächtigt.

Für diesen Zeitraum gilt die Ermächtigung. Sie läuft damit am 31.08.2027 aus. Die Ermächtigung wird nicht automatisch verlängert. Möchte der ermächtigte Arzt eine Verlängerung oder Erweiterung seiner Ermächtigung, sollte er mindestens ein halbes Jahr vor Auslaufen der Ermächtigung einen erneuten Antrag auf Ermächtigung bei dem für ihn zuständigen Zulassungsausschuss stellen.

> Die Ermächtigung wird im Krankenhaus ausgeübt.

In dem Ermächtigungsbeschluss wird der Ort (»Betriebsstätte«), für die die Ermächtigung gilt, explizit erwähnt. Die Ermächtigung gilt nur für diesen Ort. An anderen Orten darf die Ermächtigung nicht ausgeübt werden. Schließt die Betriebsstätte, verliert der ermächtigte Arzt seine Ermächtigung.

> Auf Überweisung von Hausärzten und Fachärzten für Frauenheilkunde und Geburtshilfe:

Der ermächtigte Arzt darf ausschließlich auf Überweisung von niedergelassenen Ärzten tätig werden. Beschränkt wird dies auf Überweisungen von Fachärzten für Frauenheilkunde und Geburtshilfe.

> Einmalige Untersuchung und Beratung zur Planung der Geburtsleitung im Rahmen der Mutterschaftsvorsorge gemäß Mutterschafs-Richtlinien.

Der ermächtigte Arzt darf im Rahmen seiner Ermächtigung grundsätzlich nur einmal eine Untersuchung und Beratung zur Planung der Geburtsleitung durchführen.

> Eine ausnahmsweise weitere Beratung bzw. Untersuchung bedarf der besonderen Begründung.

Erfolgt eine weitere Beratung bzw. Untersuchung, so ist das nur in Ausnahmefällen erlaubt. Die erneute Beratung/Untersuchung muss begründet werden. Daraus folgt, dass es keine Standardverfahrensweise sein kann, eine Patientin bei der Planung der Geburtsleitung mehrfach zu behandeln/zu untersuchen.

> Abrechnungsfähig sind die GOP 01780, 40110 und 40111.

Hier erfolgt eine abschließende Auflistung der Gebührenordnungspositionen, die im Rahmen der Ermächtigung mit der Kassenärztlichen Vereinigung abgerechnet werden dürfen.

> Von der Ermächtigung sind alle Leistungen ausgeschlossen, für die das Krankenhaus des Antragstellers eine Mitteilung nach § 115b Abs. 2 Satz 2 SGB V über ambulantes Operieren und stationsersetzende Eingriffe abgegeben hat oder während der Laufzeit der Ermächtigung abgibt. Der Ausschluss bezieht sich auch auf die im Zusammenhang mit den ambulanten Operationen erforderlichen prä-, intra- und postoperativen Leistungen.

Die ambulanten Operationen stellen Leistungen des Krankenhauses dar, die direkt mit den Krankenkassen abzurechnen sind. Die Kassenärztlichen Vereinigungen möchten verhindern, dass ihre Budgets durch Leistungen belastet werden, die nicht zu den vertragsärztlichen Leistungen gehören. In dieser Ermächtigung wird noch genauer differenziert, indem alle Leistungen, die im Rahmen einer ambulanten Operation gemäß § 115b SGB V erfolgen können, aufgeführt werden.

> Das Gleiche gilt für Leistungen, die vom Krankenhaus des Antragstellers im Rahmen der ambulanten spezialfachärztlichen Versorgung nach § 116b SGB V erbracht werden bzw. damit im Zusammenhang zu erbringen sind.

Hier gilt das Gleiche wie für die ambulanten Operationen gemäß § 115b SGB V.

> Im Rahmen der Ermächtigung können nur solche Leistungen durchgeführt und abgerechnet werden, für die eine Abrechnungsgenehmigung (z. B. nach den Qualitätssicherungs-Richtlinien) oder eine Abrechnungserlaubnis (z. B. nach den EBM-Vorgaben) vorliegt.

Werden solche Gebührenordnungspositionen in der Ermächtigung genannt, dann muss der ermächtigte Arzt eine Genehmigung bei den für die genehmigungspflichtigen Leistungen zuständigen Gremien der Kassenärztlichen Vereinigungen beantragen. Von diesen wird dann geprüft, ob der ermächtigte Arzt die geforderten Voraussetzungen erfüllt oder nicht. Erfüllt er die Voraussetzungen, dann darf er im Rahmen seiner Ermächtigung die genehmigungspflichtigen Leistungen erbringen. Falls er die Voraussetzungen nicht erfüllt, dann darf er diese Leistungen auch dann nicht abrechnen, wenn sie im Ermächtigungsbeschluss enthalten sind.

In der Ermächtigung sind Gebührenordnungspositionen enthalten, für deren Erbringung eine Genehmigung erforderlich ist:

1. Die Berechnung der Gebührenordnungspositionen 01780 setzt eine Genehmigung der Kassenärztlichen Vereinigung gemäß der Qualitätssicherungsvereinbarung nach § 135 Abs. 2 SGB V voraus.
2. Im fakultativen Leistungsinhalt der Gebührenordnungspositionen 01780 ist die »Sonographische Untersuchung eines oder mehrerer weiblicher Genitalorgane, ggf. einschließlich Harnblase, mittels B-Mode-Verfahren (Nr. 33044)« enthalten. Gemäß der Allgemeinen Bestimmung 4.3.2 sind für alle fakultativen Leistungen u. a. die persönlichen Voraussetzungen zu erfüllen. Das gilt auch für Genehmigungen. Daher muss auch für die Erbringung der Gebührenordnungsposition 33044 eine Genehmigung der Kassenärztlichen Vereinigung nach der Ultraschall-Vereinbarung gemäß § 135 Abs. 2 SGB V vorliegen.

6.5 HNO

Für den Bereich der Hals-, Nasen- und Ohrenheilkunde liegen folgende Ermächtigungen vor:

> Frau Dr. med. Gerda Mustermann, Fachärztin für Hals-, Nasen- und Ohrenheilkunde in der Funktion als Chefärztin in der Klinik für Hals-, Nasen- und Ohrenheilkunde am Mustermannkrankenhaus in 99999 Musterstadt, Hauptstraße 8, wird …

Hier erfolgt eine exakte Benennung der ermächtigten Ärztin und des Ortes, wo sie ihre Tätigkeit ausüben darf. An anderen Orten darf sie die ermächtigten Leistungen nicht erbringen.

> … für die Zeit vom 01.07.2024 bis zum 30.06.2026 …

Für diesen Zeitraum gilt die Ermächtigung. Sie läuft damit am 30.06.2026 aus. Die Ermächtigung wird nicht automatisch verlängert. Möchte die ermächtigte Ärztin eine Verlängerung oder Erweiterung ihrer Ermächtigung, sollte sie mindestens ein halbes Jahr vor Auslaufen der Ermächtigung einen erneuten Antrag auf Ermächtigung bei dem für sie zuständigen Zulassungsausschuss stellen.

> … zur Teilnahme an der vertragsärztlichen Versorgung nach § 31a Abs. 1 Ärzte-ZV ermächtigt.

Hinweis auf die Rechtsgrundlage für die Beteiligung von Krankenhausärzten an der vertragsärztlichen Versorgung.

> Auf Überweisung von zugelassenen Fachärzten für Hals-, Nasen- und Ohrenheilkunde sowie in zugelassenen MVZs und Vertragsarztpraxen angestellter Fachärzte für Hals-, Nasen- und Ohrenheilkunde:

Die ermächtigte Ärztin darf ausschließlich auf Überweisung von niedergelassenen Ärzten tätig werden. Beschränkt wird dies auf Überweisungen von Fachärzten für Hals-, Nasen- und Ohrenheilkunde. Zu den überweisungsbefugten niedergelassenen Ärzten zählen auch die angestellten Ärzte in einer Vertragsarztpraxis oder einem MVZ.

> Aktive onkologische Therapie in Form der
>
> a. Intravasalen zytostatischen Chemotherapie
> b. Oralen Chemotherapie
> c. Lokalen Chemotherapie/intrakavitäten Chemotherapie
> d. Zytokintherapie

e. Antikörpertherapie
f. …

einschließlich der im Verlauf der Behandlung erforderlichen Zusatzuntersuchungen, sofern sie noch am selben Tage durchgeführt und befundet werden müssen.

Hier erfolgt eine Konkretisierung, für welche Therapieleistungen die Ermächtigung gilt. Ergänzt wird dies um erforderliche Zusatzuntersuchungen, die sich im Verlauf der Behandlung ergeben. Dieses Zusatzuntersuchungen werden aber beschränkt auf den gleichen Behandlungstag, an denen sie erkannt worden sind.

Abrechnungsfähig sind in diesem Zusammenhang folgende Leistungen: GOP 01321, 01600, 09310, 09311, 09320, 09321, 09323, 09325, 09345, 09360, 09361, 33010, 33011, 4120, 40144…

Das ist eine abschließende Liste von Geführenordnungspositionen, die im Rahmen der Ermächtigung abrechnungsfähig sind.

Labor- und Röntgenleistungen sind im Rahmen der Ermächtigung nicht abrechnungsfähig.

Hier wird ausgeschlossen, dass andere als die explizit genannten Gebührenordnungspositionen abgerechnet werden dürfen.

Vor- und nachstationäre Leistungen nach § 115a SGB V sind im Rahmen der Ermächtigung nicht abrechnungsfähig. Während der angegebenen Fristen dürfen keine Leistungen erbracht bzw. veranlasst werden. Das Datum der Entlassung aus der stationären Behandlung ist auf dem Behandlungsausweis anzugeben.

Die vor- und nachstationären Leistungen nach § 115a SGB V stellen Leistungen des Krankenhauses dar, die direkt mit den Krankenkassen abzurechnen sind. Die Kassenärztlichen Vereinigungen möchten verhindern, dass ihre Budgets durch Leistungen belastet werden, die nicht zu den vertragsärztlichen Leistungen gehören. Bei Patienten, die stationär behandelt werden, darf der ermächtigte Arzt somit 5 Tage vor der Aufnahme und 14 Tage nach der Entlassung keine Leistungen für die Patienten im Rahmen seiner Ermächtigung erbringen.

Die persönliche Ermächtigung für ambulantes Operieren im Krankenhaus gilt nicht für diejenigen Leistungen, die bereits im Rahmen einer Meldung nach § 115b SGB V angezeigt wurden bzw. für die das Krankenhaus sein Angebot im Rahmen des § 115b SGB V künftig ergänzt.

Das ambulante Operieren gemäß § 115b SGB V stellt eine Krankenhausleistung dar, die direkt mit den Krankenkassen abgerechnet wird. Die Kassenärztlichen Vereinigungen möchten verhindern, dass ihre Budgets durch Leistungen belastet werden, die nicht zu den vertragsärztlichen Leistungen gehören. Daher darf der ermächtigte Arzt hier seine Leistungen nicht bei ambulanten Operationen gemäß § 115b SGB V erbringen und mit der Kassenärztlichen Vereinigung abrechnen.

Im Rahmen der Ermächtigung können nur solche Leistungen durchgeführt und abrechnet werden, für die eine Abrechnungsgenehmigung (z. B. nach den Qualitätssicherungs-Richtlinien) oder eine Abrechnungserlaubnis (z. B. nach den EBM-Vorgaben) vorliegt.

Werden solche Gebührenordnungspositionen in der Ermächtigung genannt, dann muss die ermächtigte Ärztin eine Genehmigung bei den für die genehmigungspflichtigen Leistungen zuständigen Gremien der Kassenärztlichen Vereinigungen beantragen. Von diesen wird dann geprüft, ob die ermächtigte Ärztin die geforderten Voraussetzungen erfüllt oder nicht. Erfüllt sie die Voraussetzungen, dann darf sie im Rahmen ihrer Ermächtigung die genehmigungspflichtigen Leistungen erbringen. Falls sie die Voraussetzungen nicht erfüllt, dann darf sie diese Leistungen auch dann nicht abrechnen, wenn sie im Ermächtigungsbeschluss enthalten sind.

In der Ermächtigung sind Gebührenordnungspositionen enthalten, für deren Erbringung eine Genehmigung erforderlich ist: Die Berechnung der Gebührenordnungspositionen 33010, und 33011 setzen eine Genehmigung der Kassenärztlichen Vereinigung gemäß § 135 Abs. 2 SGB V voraus.

Die Ermächtigung endet, wenn der Arzt zur Teilnahme an der vertragsärztlichen Versorgung bestandskräftig zugelassen oder bei einem Vertragsarzt oder in einem Medizinischen Versorgungszentrum bestandskräftig angestellt wird und in diesen Eigenschaften Leistungen erbringt, die Gegenstand der Ermächtigung sind.

Wenn die ermächtigte Ärztin bei einem Vertragsarzt oder in einem Medizinischen Versorgungszentraum bestandskräftig angestellt wird und in dieser Eigenschaft Leistungen erbringt, die Gegenstand der Ermächtigung sind, dann endet die Ermächtigung automatisch.

Die Abrechnung von Leistungen im Rahmen der Ermächtigung ist an diese Betriebsstätte des Krankenhauses gebunden. Eine Aufgabe der bisherigen Betriebsstätte führt zur Beendigung der Ermächtigung. Eine Ermächtigung für eine andere oder zusätzliche Betriebsstätte bedarf einer erneuten Antragstellung.

In dem Ermächtigungsbeschluss wird der Ort (»Betriebsstätte«), für die die Ermächtigung gilt, explizit erwähnt. Die Ermächtigung gilt nur für diesen Ort. An anderen Orten darf die Ermächtigung nicht ausgeübt werden. Schließt die Betriebsstätte, verliert die ermächtigte Ärztin ihre Ermächtigung.

> Im Rahmen der Ermächtigung können Arzneimittel sowie Heil- und Hilfsmittel verordnet werden.

Die ermächtigte Ärztin darf somit Verordnungen ausstellen.

> Die Verordnung darf nur durch Frau Dr. Mustermann selbst oder im Fall der Abwesenheit aus Gründen von Krankheit, Urlaub oder Teilnahme an ärztlicher Forbildung oder an einer Wehrübung durch einen Vertreter ausgestellt werden. Nur in diesem Fall darf der Vertreter den Arztstempel verwenden.

Die persönliche Ermächtigung ist mit einer persönlichen Leistungserbringung verbunden. Kein anderer Arzt darf die ermächtigten Leistungen erbringen als derjenige Arzt, der im Ermächtigungsbeschluss genannt wurde. Ausnahmen davon gelten bei Krankheit, Urlaub oder Teilnahme an ärztlicher Forbildung oder an einer Wehrübung. Dann dürfen Vertreter die Leistungen erbringen. Die Ärzte-ZV schreibt dazu in § 32 Abs. 1 Folgendes vor: *»Dauert die Vertretung länger als eine Woche, so ist sie der Kassenärztlichen Vereinigung mitzuteilen.«*

> Nach § 24 Abs. 2 Satz 4 Bundesmantelvertrag Ärzte sind Überweisungen durch ermächtigte ärztlich geleitete Einrichtungen und ermächtigte Ärzte zulässig, soweit die Ermächtigung dies vorsieht; in der Ermächtigung sind die von der Überweisungsbefugnis umfassten Leistungen festzulegen. Die Überweisungsberechtigung wird eingeschränkt auf die im Rahmen der sich aus dem Ermächtigungsumfang ergebenden Notwendigkeit.

Die Überweisungsbefugnis des ermächtigten Arztes wird eingeschränkt. Er darf nicht wie die niedergelassenen Ärzte überweisen, sondern nur bezogen auf den Ermächtigungsumfang und die sich daraus ergebenden Notwendigkeit.

Eine weitere Ermächtigung hat folgendes Aussehen:

> Herr Dr. med. Peter Mustermann, Facharzt für Hals-Nasen-Ohren-Heilkunde mit der Zusatzbezeichnung Allergologie und Plastische Operationen und Chefarzt der Abteilung für Hals-Nasen-Ohren-Heilkunde am Mustermannkrankenhaus in 99999 Musterstadt, Hauptstraße 8, wird …

Hier erfolgt eine exakte Benennung des ermächtigten Arztes und des Ortes, wo er seine Tätigkeit ausüben darf. An anderen Orten darf er die ermächtigten Leistungen nicht erbringen.

> … auch weiterhin zur Teilnahme an der vertragsärztlichen Versorgung ab 23.01. 2025 ermächtigt. Die Ermächtigung wird im Krankenhaus ausgeübt. Die Er-

> mächtigung wird befristet bis 31.12.2027 und erstreckt sich auf folgende Leistungen:

Für diesen Zeitraum gilt die Ermächtigung. Sie läuft damit am 31.12.2027 aus. Die Ermächtigung wird nicht automatisch verlängert. Möchte der ermächtigte Arzt eine Verlängerung oder Erweiterung seiner Ermächtigung, sollte er mindestens ein halbes Jahr vor Auslaufen der Ermächtigung einen erneuten Antrag auf Ermächtigung bei dem für ihn zuständigen Zulassungsausschuss stellen.

> Durchführung von Auftragsleistungen, die zur Ergänzung der bereits erhobenen Befunde und durchgeführten Maßnahmen erforderlich sind, …

Im Rahmen seiner Ermächtigung darf der ermächtigte Arzt ausschließlich Auftragsleistungen gemäß § 24 Abs. 7 Bundesmantelvertrag Ärzte durchführen.

> … auf Überweisung durch niedergelassene HNO-Ärzte, …

Der ermächtigte Arzt darf nur Überweisungen von niedergelassenen Fachärzten für Hals-, Nasen-, Ohrenheilkunde annehmen.

> … abzurechnen nach den Gebührenordnungspositionen 01436, 01600, 01601, 02340, 09310, 09311, 09314 bis 09317, 09320, 09321, 09323 bis 09327, 09331, 09335, 09350, 09360, 40110 und 40111 EBM.

Hier erfolgt eine abschließende Auflistung von Gebührenordnungspositionen, die der ermächtigte Arzt im Rahmen seiner Ermächtigung abrechnen darf.

> Die Ermächtigung ist auf 400 Fälle pro Quartal beschränkt.

Der ermächtigte Arzt darf im Quartal maximal 400 Fälle behandeln. Überweisungen ab dem 401. Fall darf der ermächtigte Arzt nicht annehmen.

> Die Ermächtigung beinhaltet die Möglichkeit zur Weiterüberweisung an die an dem Mustermannkrankenhaus in Musterstadt tätigen ermächtigten Ärzte im Rahmen deren Ermächtigung, sofern diese in Ausnahmefällen zur Annahme von hausinternen Überweisungen ermächtigt sind.

Die Überweisungsbefugnis erstreckt sich auf andere ermächtigte Ärzte. Diese Überweisungen sind aber an die Bedingung geknüpft, dass die anderen ermächtigten Ärzte ihrerseits Überweisungen von einem anderen ermächtigten Arzt überhaupt annehmen dürfen.

> Leistungen, die einen besonderen Qualifikationsnachweis erfordern, dürfen erst erbracht und abgerechnet werden, wenn diese beantragt wurden und ein Genehmigungsbescheid der entsprechenden Fachabteilung der Kassenärztlichen

Vereinigung vorliegt. Des Weiteren wird ausdrücklich darauf hingewiesen, dass die dann festgestellten fachlichen Voraussetzungen nicht zwangsläufig zu einer Abrechnungsfähigkeit der Leistungen führen, sofern die Bestimmungen des EBM einer Berechnungsfähigkeit entgegenstehen. Grundsätzlich gilt, dass die einschränkenden Bestimmungen des EBM über die berechnungsfähigen Leistungen der Gebiete, in denen die vertragliche Tätigkeit ausgeübt wird, zu beachten sind.

Werden solche Gebührenordnungspositionen in der Ermächtigung genannt, dann muss der ermächtigte Arzt eine Genehmigung bei den für die genehmigungspflichtigen Leistungen zuständigen Gremien der Kassenärztlichen Vereinigungen beantragen. Von diesen wird dann geprüft, ob der ermächtigte Arzt die geforderten Voraussetzungen erfüllt oder nicht. Erfüllt er die Voraussetzungen, dann darf er im Rahmen seiner Ermächtigung die genehmigungspflichtigen Leistungen erbringen. Falls er die Voraussetzungen nicht erfüllt, dann darf er diese Leistungen auch dann nicht abrechnen, wenn sie im Ermächtigungsbeschluss enthalten sind.

Die Berechnung der Gebührenordnungspositionen 09324 setzt eine Genehmigung der Kassenärztlichen Vereinigung nach der Vereinbarung zur Bestimmung der otoakustischen Emissionen gemäß § 135 Abs. 1 SGB V voraus

Die Ermächtigung beinhaltet die Möglichkeit der Überweisung an niedergelassene Vertragsärzte.

Der ermächtigte Arzt darf an niedergelassene Ärzte überweisen.

6.6 Haut- und Geschlechtskrankheiten

Für das Fachgebiet der Haut- und Geschlechtskrankheiten liegen folgende Ermächtigungen vor:

Frau Dr. med. Gerda Mustermann, Fachärztin für Haut- und Geschlechtskrankheiten –Phlebologie und Allergologie, wird als Oberärztin der Klinik für Dermatologie und Allergologie am Mustermannkrankenhaus in 99999 Musterstadt, Hauptstraße 8, auch weiterhin zur Teilnahme an der vertragsärztlichen Versorgung ermächtigt. Die Ermächtigung wird im Krankenhaus ausgeübt.

Hier erfolgt eine exakte Benennung der ermächtigten Ärztin und des Ortes, wo sie ihre Tätigkeit ausüben darf. An anderen Orten darf sie die ermächtigten Leistungen nicht erbringen.

Die Ermächtigung wird befristet bis 01.04.2026 …

Für diesen Zeitraum gilt die Ermächtigung. Sie läuft damit am 31.03.2026 aus. Die Ermächtigung wird nicht automatisch verlängert. Möchte die ermächtigte Ärztin eine Verlängerung oder Erweiterung ihrer Ermächtigung, sollte sie mindestens ein halbes Jahr vor Auslaufen der Ermächtigung einen erneuten Antrag auf Ermächtigung bei dem für sie zuständigen Zulassungsausschuss stellen.

> ... und erstreckt sich auf folgende Leistungen:
> Durchführung besonderer Untersuchungs- und Behandlungsmethoden auf Überweisung durch niedergelassene Hautärzte,

Die ermächtigte Ärztin darf ausschließlich auf Überweisung von niedergelassenen Hautärzten tätig werden. Weitere niedergelassene Ärzte dürfen nicht an sie überweisen.

> ... abzurechnen nach den Gebührenordnungspositionen 01320, 01436, 01600 bis 01601, 02312, 10310, 10340, 10342, 19310, 30100, 30110, 30111, 30130, 40110 und 40111 EBM.

Hier erfolgt eine abschließende Auflistung der Gebührenordnungspositionen, die im Rahmen der Ermächtigung abgerechnet werden.

> Gebührenordnungsposition 19310 EBM nur bei selbst entnommenen Proben, soweit es sich nicht um ambulante Operationen handelt, die nach § 115b SGB V durch das Krankenhaus durchgeführt werden.

Für die Gebührenordnungsposition 19310 werden 2 Einschränkungen genannt. Zum einen darf diese Ziffer nur angesetzt werden, wenn die Proben selbst entnommen wurden. Zum anderen darf die Ziffer nicht bei ambulanten Operationen gemäß § 115b SGB V angesetzt werden. Der Grund ist, dass es sich hierbei um Leistungen handelt, die direkt mit der Krankenkasse und nicht mit der Kassenärztlichen Vereinigung abgerechnet werden.

> Gebührenordnungspositionen 30111 und 30130 EBM nur bei Verdacht auf Bienen- und Wespenstichallergien auch auf Überweisung durch niedergelassene Vertragsärzte mit der Zusatzbezeichnung Allergologie.

Weitere Einschränkungen werden für die beiden Gebührenordnungspositionen 30111 und 30130 genannt. Auch hier gibt es 2 Bedingungen für den Ansatz: Beide Ziffern dürfen nur bei Verdacht auf Bienen- und Wespenstichallergien abgerechnet werden – aber nur dann, wenn vorher eine Überweisung durch einen niedergelassenen Vertragsarzt mit der Zusatzbezeichnung Allergologie vorlag. Trifft eine dieser Bedingungen nicht zu, können diese Gebührenordnungspositionen nicht abgerechnet werden.

Die Gebührenordnungspositionen 01436, 01600 und 01601 EBM sind nur im Zusammenhang mit Auftragsleistungen (Indikations- und Definitionsauftrag) gemäß den Allgemeinen Bestimmungen zum Einheitlichen Bewertungsmaßstab abrechenbar.

Die 3 genannten Gebührenordnungspositionen – die Konsultationspauschale und die beiden Arztbriefe – dürfen nur im Zusammenhang mit einer Überweisung zur Ausführung von Auftragsleistungen angesetzt werden.

Die Ermächtigung wird auf insgesamt 300 Fälle pro Quartal eingeschränkt.

Es liegt eine Fallzahlbegrenzung auf 300 Fälle pro Quartal vor. Ab dem 301, Fall darf die ermächtigte Ärztin nicht mehr behandeln. Überweisungen dürfen dann nicht mehr angenommen werden.

Leistungen, die einen besonderen Qualifikationsnachweis erfordern, dürfen erst erbracht und abgerechnet werden, wenn diese beantragt wurden und ein Genehmigungsbescheid der entsprechenden Fachabteilung der Kassenärztlichen Vereinigung vorliegt. Des Weiteren wird ausdrücklich darauf hingewiesen, dass die dann festgestellten fachlichen Voraussetzungen nicht zwangsläufig zu einer Abrechnungsfähigkeit der Leistungen führen, sofern die Bestimmungen des EBM einer Berechnungsfähigkeit entgegenstehen. Grundsätzlich gilt, dass die einschränkenden Bestimmungen des EBM über die berechnungsfähigen Leistungen der Gebiete, in denen die vertragliche Tätigkeit ausgeübt wird, zu beachten sind.

Werden solche Gebührenordnungspositionen in der Ermächtigung genannt, dann muss die ermächtigte Ärztin eine Genehmigung bei den für die genehmigungspflichtigen Leistungen zuständigen Gremien der Kassenärztlichen Vereinigungen beantragen. Von diesen wird dann geprüft, ob die ermächtigte Ärztin die geforderten Voraussetzungen erfüllt oder nicht. Erfüllt sie die Voraussetzungen, dann darf sie im Rahmen ihrer Ermächtigung die genehmigungspflichtigen Leistungen erbringen. Falls sie die Voraussetzungen nicht erfüllt, dann darf sie diese Leistungen auch dann nicht abrechnen, wenn sie im Ermächtigungsbeschluss enthalten sind.

Hier liegt eine einschränkende Bestimmung des EBM vor. Sie lautet:

Voraussetzung für die Berechnung der Gebührenordnungsposition 30130 ist die Erfüllung der notwendigen sachlichen und personellen Bedingungen für eine gegebenenfalls erforderliche Schockbehandlung und Intubation.

Falls die Bedingung erfüllt ist, kann die Leistung abgerechnet werden.

Die Ermächtigung beinhaltet die Möglichkeit der Überweisung an niedergelassene Vertragsärzte.

Die ermächtigte Ärztin darf an niedergelassene Ärzte überweisen.

An ermächtigte Ärzte und ermächtigte ärztliche Einrichtungen werden Überweisungen befürwortet, wenn diese tagesgleich zur weiteren Diagnostik medizinisch notwendig sind und soweit der Überweisungsempfänger mit seinem Ermächtigungskatalog zur Leistungserbringung auf Überweisung des ermächtigten Arztes/der ermächtigten ärztlichen Einrichtung befugt ist.

Die Überweisungsbefugnis erstreckt sich auch auf andere ermächtigte Ärzte und ermächtigte ärztliche Einrichtungen. Diese Überweisungen sind aber an weitere Bedingungen geknüpft:

1. Die Überweisung beschränkt sich auf Fälle, bei denen die Leistungserbringung durch den ermächtigten Arzt medizinisch notwendig ist und tagesgleich erfolgt.
2. Die Überweisungsbefugnis beschränkt sich auf diagnostische Leistungen.
3. Der ermächtigte Arzt darf die Leistungen gemäß seines Ermächtigungskataloges überhaupt erbringen.
4. Der Überweisungsnehmer darf als ermächtigter Arzt Überweisungen von anderen ermächtigten Ärzten annehmen.

Diese Leistungen werden eingeschränkt auf Fälle, die nicht im Zusammenhang mit einer stationären Aufnahme nach § 115a SGB V oder ambulanten Operation nach § 115b SGB V stehen.

Die vor- und nachstationären Leistungen nach § 115a SGB V und die ambulanten Operationen gemäß § 115b SGB V stellen Leistungen des Krankenhauses dar, die direkt mit den Krankenkassen abzurechnen sind. Die Kassenärztlichen Vereinigungen möchten verhindern, dass ihre Budgets durch Leistungen belastet werden, die nicht zu den vertragsärztlichen Leistungen gehören.

Überweisungen zur Behandlung im Rahmen des § 116b SGB V sind ausgeschlossen.
Die Ermächtigung steht unter dem Vorbehalt des § 116b SGB V. Sofern ambulante Leistungen nach § 116b SGB V durch das Krankenhaus erbracht werden, sind sie nicht mehr Gegenstand der Ermächtigung. Die Antragstellerin ist verpflichtet, den Zulassungsausschuss über eine Teilnahme an der ambulanten Versorgung nach § 116b Abs. 2 SGB V zu informieren.

Für die spezialfachärztlichen Versorgung nach § 116b SGB V gilt das Gleiche wie für die ambulanten Operationen gemäß § 115b SGB V.

Die Ermächtigung beinhaltet die Möglichkeit der Verordnung von Arzneimitteln, Hilfsmitteln, Heilmitteln und anderen verordnungsfähigen Leistungen nach SGB V für Patienten, die im Sinne dieser Ermächtigung ambulant versorgt werden.

Die ermächtigte Ärztin darf somit Verordnungen ausstellen – natürlich nur für ambulante Patienten, die sie im Rahmen ihrer Ermächtigung behandelt hat.

6.7 Innere Medizin

Für die Innere Medizin liegen folgende Ermächtigungen vor:

> Frau Dr. med. Gerda Mustermann, Fachärztin für Innere Medizin mit Schwerpunktbezeichnung Endokrinologie und Diabetologie, wird als Oberärztin der Klinik für Endokrinologie/Diabetologie am Mustermannkrankenhaus in 99999 Musterstadt, Hauptstraße 8, auch weiterhin zur Teilnahme an der vertragsärztlichen Versorgung ermächtigt. Die Ermächtigung wird im Krankenhaus ausgeübt.

Hier erfolgt eine exakte Benennung der ermächtigten Ärztin und des Ortes, wo sie ihre Tätigkeit ausüben darf. An anderen Orten darf sie die ermächtigten Leistungen nicht erbringen.

> Die Ermächtigung wird befristet bis 31.03.2026 …

Für diesen Zeitraum gilt die Ermächtigung. Sie läuft damit am 31.03.2026 aus. Die Ermächtigung wird nicht automatisch verlängert. Möchte die ermächtigte Ärztin eine Verlängerung oder Erweiterung ihrer Ermächtigung, sollte sie mindestens ein halbes Jahr vor Auslaufen der Ermächtigung einen erneuten Antrag auf Ermächtigung bei dem für sie zuständigen Zulassungsausschuss stellen.

> … und erstreckt sich auf folgende Leistungen: Durchführung besonderer Untersuchungs- und Behandlungsmethoden auf Überweisung des behandelnden niedergelassenen Vertragsarztes …

Die ermächtigte Ärztin darf ausschließlich auf Überweisung von niedergelassenen Ärzten tätig werden.

> … eingeschränkt auf die Gebührenordnungspositionen 01321, 01601, 02340, 13350, 32300, 32385, 33012, 33042, 40110 und 40111 EBM.

Hier erfolgt eine abschließende Auflistung der Gebührenordnungspositionen, die im Rahmen der Ermächtigung abgerechnet werden.

> Leistungen, die einen besonderen Qualifikationsnachweis erfordern, dürfen erst erbracht und abgerechnet werden, wenn diese beantragt wurden und ein Ge-

> nehmigungsbescheid der entsprechenden Fachabteilung der Kassenärztlichen Vereinigung vorliegt. Des Weiteren wird ausdrücklich darauf hingewiesen, dass die dann festgestellten fachlichen Voraussetzungen nicht zwangsläufig zu einer Abrechnungsfähigkeit der Leistungen führen, sofern die Bestimmungen des EBM einer Berechnungsfähigkeit entgegenstehen. Grundsätzlich gilt, dass die einschränkenden Bestimmungen des EBM über die berechnungsfähigen Leistungen der Gebiete, in denen die vertragliche Tätigkeit ausgeübt wird, zu beachten sind.

Werden solche Gebührenordnungspositionen in der Ermächtigung genannt, dann muss die ermächtigte Ärztin eine Genehmigung bei den für die genehmigungspflichtigen Leistungen zuständigen Gremien der Kassenärztlichen Vereinigungen beantragen. Von diesen wird dann geprüft, ob die ermächtigte Ärztin die geforderten Voraussetzungen erfüllt oder nicht. Erfüllt sie die Voraussetzungen, dann darf sie im Rahmen ihrer Ermächtigung die genehmigungspflichtigen Leistungen erbringen. Falls sie die Voraussetzungen nicht erfüllt, dann darf sie diese Leistungen auch dann nicht abrechnen, wenn sie im Ermächtigungsbeschluss enthalten sind.

Für die Ultraschallleistungen 33012 und 33042 gilt gemäß der Präambel des Kapitels 33, dass die Berechnung der Gebührenordnungspositionen dieses Kapitels eine Genehmigung der Kassenärztlichen Vereinigung nach der Ultraschall-Vereinbarung gemäß § 135 Abs. 2 SGB V voraussetzt.

> Die Ermächtigung beinhaltet die Möglichkeit der Überweisung an niedergelassene Vertragsärzte.

Die ermächtigte Ärztin erhält somit eine Überweisungsbefugnis. Sie darf an niedergelassene Vertragsärzte überweisen.

> An ermächtigte Ärzte und ermächtigte ärztliche Einrichtungen werden Überweisungen befürwortet, wenn diese tagesgleich zur weiteren Diagnostik medizinisch notwendig sind und soweit der Überweisungsempfänger mit seinem Ermächtigungskatalog zur Leistungserbringung auf Überweisung des ermächtigten Arztes/der ermächtigten ärztlichen Einrichtung befugt ist.

Die Überweisungsbefugnis erstreckt sich auch auf andere ermächtigte Ärzte und ermächtigte ärztliche Einrichtungen. Diese Überweisungen sind aber an Bedingungen geknüpft:

1. Die Überweisung beschränkt sich auf Fälle, bei denen die Leistungserbringung durch den ermächtigten Arzt medizinisch notwendig ist und tagesgleich erfolgt.
2. Die Überweisungsbefugnis beschränkt sich auf diagnostische Leistungen.
3. Der ermächtigte Arzt darf die Leistungen gemäß seinem Ermächtigungskatalog überhaupt erbringen.

> Diese Leistungen werden eingeschränkt auf Fälle, die nicht im Zusammenhang mit einer stationären Aufnahme nach § 115a SGB V oder ambulanten Operation nach § 115b SGB V stehen.

Die vor- und nachstationären Leistungen nach § 115a SGB V und die ambulanten Operationen gemäß § 115b SGB V stellen Leistungen des Krankenhauses dar, die direkt mit den Krankenkassen abzurechnen sind. Die Kassenärztlichen Vereinigungen möchten verhindern, dass ihre Budgets durch Leistungen belastet werden, die nicht zu den vertragsärztlichen Leistungen gehören.

> Überweisungen zur Behandlung im Rahmen des § 116b SGB V sind ausgeschlossen.
> Die Ermächtigung steht unter dem Vorbehalt des § 116b SGB V. Sofern ambulante Leistungen nach § 116b SGB V durch das Krankenhaus erbracht werden, sind sie nicht mehr Gegenstand der Ermächtigung. Die Antragstellerin ist verpflichtet, den Zulassungsausschuss über eine Teilnahme an der ambulanten Versorgung nach § 116b Abs. 2 SGB V zu informieren.

Wie beim ambulanten Operieren gemäß § 115b SGB V gilt auch für die spezialfachärztlichen Leistungen, dass entweder das Krankenhaus diese im Rahmen des § 116b SGB V erbringen kann oder dass die ermächtigte Ärztin sie im Rahmen ihrer Ermächtigung erbringen kann. Sofern das Krankenhaus sich zur Teilnahme an § 116b SGB V erklärt hat, darf die ermächtigte Ärztin entsprechende Leistungen nicht mehr abrechnen.

> Die Ermächtigung beinhaltet die Möglichkeit der Verordnung von Arzneimitteln, Hilfsmitteln, Heilmitteln und anderen verordnungsfähigen Leistungen nach SGB V für Patienten, die im Sinne dieser Ermächtigung ambulant versorgt werden.

Die ermächtigte Ärztin darf Verordnungen ausstellen. Das beschränkt sich auf die Patienten, die sie im Rahmen ihrer persönlichen Ermächtigung behandelt.

Eine weitere Ermächtigung lautet:

> Herr Dr. med. Peter Mustermann, Facharzt für Innere Medizin mit Schwerpunktbezeichnung Gastroenterologie, wird als Chefarzt der Inneren Abteilung am Mustermannkrankenhaus in 99999 Musterstadt, Hauptstraße 8, zur Teilnahme an der vertragsärztlichen Versorgung ermächtigt. Die Ermächtigung wird im Krankenhaus ausgeübt.

Hier erfolgt eine exakte Benennung des ermächtigten Arztes und des Ortes, wo er seine Tätigkeit ausüben darf. An anderen Orten darf er die ermächtigten Leistungen nicht erbringen.

> Die Ermächtigung wird befristet bis 31.03.2026 ...

Für diesen Zeitraum gilt die Ermächtigung. Sie läuft damit am 31.03.2026 aus. Die Ermächtigung wird nicht automatisch verlängert. Möchte der ermächtigte Arzt eine Verlängerung oder Erweiterung seiner Ermächtigung, sollte er mindestens ein halbes Jahr vor Auslaufen der Ermächtigung einen erneuten Antrag auf Ermächtigung bei dem für ihn zuständigen Zulassungsausschuss stellen.

> ... und erstreckt sich auf folgende Leistungen:
> Durchführung gastroenterologischer Untersuchungs- und Behandlungsmethoden auf Überweisung durch niedergelassene fachärztlich tätige Internistinnen und Internisten, ...

Der Krankenhausarzt darf im Rahmen seiner persönlichen Ermächtigung nur auf Überweisung von Vertragsärzten tätig werden. Eingeschränkt wird dies auf fachärztlich tätige Internisten. Überweisungen von Ärzten anderer Fachrichtung darf er nicht annehmen, also auch nicht von hausärztlich tätigen Internisten.

> ... abzurechnen nach den Gebührenordnungspositionen 01321, 13400, 13401, 13402, 13410, 40144 EBM.

Hier erfolgt eine abschließende Auflistung der von dem ermächtigten Arzt abrechnungsfähigen Gebührenordnungspositionen des EBM. Darüber hinaus darf er keine weiteren Gebührenordnungspositionen abrechnen.

> Die Leistung nach der Ziffer 13400 EBM darf nur im Zusammenhang mit den Gebührenordnungspositionen 13401, 13402 und 13410 EBM erbracht und abgerechnet werden.

Hier erfolgt eine weitere Einschränkung. Die Gebührenordnungsposition 13400 darf nicht allein abgerechnet werden. Eine Abrechnung ist nur im Zusammenhang mit einer der 3 genannten anderen Gebührenordnungspositionen möglich.

> Die Ermächtigung ist auf eine Fallzahl von insgesamt 100 Fällen pro Quartal begrenzt.

In der Ermächtigung wird eine Fallzahlbegrenzung eingeführt. Mehr als die 100 Fälle im Quartal darf der ermächtigte Arzt nicht abrechnen. Ab dem 101. Fall im Quartal darf er weder behandeln noch abrechnen.

> Leistungen, die einen besonderen Qualifikationsnachweis erfordern, dürfen erst erbracht und abgerechnet werden, wenn diese beantragt wurden und ein Genehmigungsbescheid der entsprechenden Fachabteilung der Kassenärztlichen Vereinigung vorliegt. Des Weiteren wird ausdrücklich darauf hingewiesen, dass die dann festgestellten fachlichen Voraussetzungen nicht zwangsläufig zu einer

Abrechnungsfähigkeit der Leistungen führen, sofern die Bestimmungen des EBM einer Berechnungsfähigkeit entgegenstehen. Grundsätzlich gilt, dass die einschränkenden Bestimmungen des EBM über die berechnungsfähigen Leistungen der Gebiete, in denen die vertragliche Tätigkeit ausgeübt wird, zu beachten sind.

Werden solche Gebührenordnungspositionen in der Ermächtigung genannt, dann muss der ermächtigte Arzt eine Genehmigung bei den für die genehmigungspflichtigen Leistungen zuständigen Gremien der Kassenärztlichen Vereinigungen beantragen. Von diesen wird dann geprüft, ob der ermächtigte Arzt die geforderten Voraussetzungen erfüllt oder nicht. Erfüllt er die Voraussetzungen, dann darf er im Rahmen seiner Ermächtigung die genehmigungspflichtigen Leistungen erbringen. Falls er die Voraussetzungen nicht erfüllt, dann darf er diese Leistungen auch dann nicht abrechnen, wenn sie im Ermächtigungsbeschluss enthalten sind.

In der Ermächtigung sind keine Gebührenordnungspositionen enthalten, für deren Erbringung eine Genehmigung erforderlich ist.

Die Ermächtigung beinhaltet die Möglichkeit der Überweisung an niedergelassene Vertragsärzte.

Der ermächtigte Arzt erhält somit eine Überweisungsbefugnis. Er darf an niedergelassene Vertragsärzte überweisen.

An ermächtigte Ärzte und ermächtigte ärztliche Einrichtungen werden Überweisungen befürwortet, wenn diese tagesgleich zur weiteren Diagnostik medizinisch notwendig sind und soweit der Überweisungsempfänger mit seinem Ermächtigungskatalog zur Leistungserbringung auf Überweisung des ermächtigten Arztes/der ermächtigten ärztlichen Einrichtung befugt ist.

Die Überweisungsbefugnis erstreckt sich auch auf andere ermächtigte Ärzte und ermächtigte ärztliche Einrichtungen. Diese Überweisungen sind aber an Bedingungen geknüpft:

1. Die Überweisung beschränkt sich auf Fälle, bei denen die Leistungserbringung durch den ermächtigten Arzt medizinisch notwendig ist und tagesgleich erfolgt.
2. Die Überweisungsbefugnis beschränkt sich auf diagnostische Leistungen.
3. Der ermächtigte Arzt darf die Leistungen gemäß seinem Ermächtigungskatalog überhaupt erbringen.
4. Der Überweisungsnehmer darf als ermächtigter Arzt Überweisungen von anderen ermächtigten Ärzten annehmen.

Diese Leistungen werden eingeschränkt auf Fälle, die nicht im Zusammenhang mit einer stationären Aufnahme nach § 115a SGB V oder ambulanten Operation nach § 115b SGB V stehen.

Die vor- und nachstationären Leistungen nach § 115a SGB V und die ambulanten Operationen gemäß § 115b SGB V stellen Leistungen des Krankenhauses dar, die direkt mit den Krankenkassen abzurechnen sind. Die Kassenärztlichen Vereinigungen möchten verhindern, dass ihre Budgets durch Leistungen belastet werden, die nicht zu den vertragsärztlichen Leistungen gehören.

> Überweisungen zur Behandlung im Rahmen des § 116b SGB V sind ausgeschlossen. Die Ermächtigung steht unter dem Vorbehalt des § 116b SGB V. Sofern ambulante Leistungen nach § 116b SGB V durch das Krankenhaus erbracht werden, sind sie nicht mehr Gegenstand der Ermächtigung. Der Antragsteller ist verpflichtet, den Zulassungsausschuss über eine Teilnahme an der ambulanten Versorgung nach § 116b Abs. 2 SGB V zu informieren.

Wie beim ambulanten Operieren gemäß § 115b SGB V gilt auch für die spezialfachärztlichen Leistungen, dass entweder das Krankenhaus diese im Rahmen des § 116b SGB V erbringen kann oder dass der ermächtigte Arzt sie im Rahmen seiner Ermächtigung erbringen kann. Sofern das Krankenhaus sich zur Teilnahme an § 116b SGB V erklärt hat, darf der ermächtigte Arzt entsprechende Leistungen nicht mehr abrechnen.

> Die Ermächtigung beinhaltet die Möglichkeit der Verordnung von Arzneimitteln, Hilfsmitteln, Heilmitteln und anderen verordnungsfähigen Leistungen nach SGB V für Patienten, die im Sinne dieser Ermächtigung ambulant versorgt werden.

Der ermächtigte Arzt darf Verordnungen ausstellen. Das beschränkt sich auf die Patienten, die er im Rahmen seiner persönlichen Ermächtigung behandelt.

Eine 3. Ermächtigung sieht wie folgt aus:

> Die bis zum 31.12.2026 befristete Ermächtigung der Fachärztin für Gefäßchirurgie, Frau Dr. med. Gerda Mustermann, Chefärztin der Abteilung für Onkologie, Hämatologie, Immunologie am Mustermannkrankenhaus in 99999 Musterstadt, Hauptstraße 8, …

Hier erfolgt eine exakte Benennung der ermächtigten Ärztin und des Ortes, wo sie ihre Tätigkeit ausüben darf. An anderen Orten darf sie die ermächtigten Leistungen nicht erbringen.

> … wird ab 01.01.2025 neu gefasst.

Außerdem wird der Zeitraum definiert, bis wann die Ermächtigung gilt. Sie läuft am 31.12.2026 aus. Die Ermächtigung wird nicht automatisch verlängert. Möchte die ermächtigte Ärztin eine Verlängerung oder Erweiterung ihrer Ermächtigung, sollte sie mindestens ein halbes Jahr vor Auslaufen der Ermächtigung einen erneuten Antrag auf Ermächtigung bei dem für sie zuständigen Zulassungsausschuss stellen.

> Die Ermächtigung zur Teilnahme an der vertragsärztlichen Versorgung erstreckt sich nunmehr auf folgende Leistungen:
>
> 1. Versorgung von Patienten vor oder nach autologer oder allogener Blutstammzell- oder Knochenmarkstransplantation (ICD-10-GM: Z94.80, Z94.81)

Hier wird definiert, welche Patienten zu welchem Zeitpunkt und mit welcher Erkrankung – konkretisiert durch ICD-Kodes – durch die Ermächtigung erfasst sind.

> … auf Überweisung durch niedergelassene Vertragsärzte.

Die Ärztin darf ausschließlich auf Überweisung von Vertragsärzten hin tätig werden.

> 2. Versorgung von Patienten mit akuten Leukämien (ICD-10-GM: C91, C92, C93.0, C93.1, C94, und C95) …

Im 2. Teil der Ermächtigung wird eine zusätzliche Patientengruppe definiert, die von der ermächtigten Ärztin behandelt werden darf. Konkretisiert wird dies durch die Benennung der Erkrankung über den ICD-Kode.

> … auf Überweisung durch niedergelassene Vertragsärzte.

Auch bei diesem Teil der Ermächtigung darf die Ärztin ausschließlich auf Überweisung von Vertragsärzten hin tätig werden.

> Für Behandlungen gemäß Punkt 1. und 2. der Ermächtigung wird eine Fallzahlbegrenzung in Höhe von 60 Fällen pro Quartal für beide Punkte gemeinsam festgelegt.

In der Ermächtigung wird eine Fallzahlbegrenzung eingeführt. Mehr als die 60 Fälle im Quartal für beide Teilermächtigungen darf die ermächtigte Ärztin nicht abrechnen. Ab dem 61. Fall im Quartal darf sie weder behandeln noch abrechnen.

> Leistungen, die einen besonderen Qualifikationsnachweis erfordern, dürfen erst erbracht und abgerechnet werden, wenn diese beantragt wurden und ein Genehmigungsbescheid der entsprechenden Fachabteilung der Kassenärztlichen Vereinigung vorliegt. Des Weiteren wird ausdrücklich darauf hingewiesen, dass die dann festgestellten fachlichen Voraussetzungen nicht zwangsläufig zu einer Abrechnungsfähigkeit der Leistungen führen, sofern die Bestimmungen des

EBM einer Berechnungsfähigkeit entgegenstehen. Grundsätzlich gilt, dass die einschränkenden Bestimmungen des EBM über die berechnungsfähigen Leistungen der Gebiete, in denen die vertragliche Tätigkeit ausgeübt wird, zu beachten sind.

Werden solche Gebührenordnungspositionen in der Ermächtigung genannt, dann muss die ermächtigte Ärztin eine Genehmigung bei den für die genehmigungspflichtigen Leistungen zuständigen Gremien der Kassenärztlichen Vereinigungen beantragen. Von diesen wird dann geprüft, ob die ermächtigte Ärztin die geforderten Voraussetzungen erfüllt oder nicht. Erfüllt sie die Voraussetzungen, dann darf sie im Rahmen ihrer Ermächtigung die genehmigungspflichtigen Leistungen erbringen. Falls sie die Voraussetzungen nicht erfüllt, dann darf sie diese Leistungen auch dann nicht abrechnen, wenn sie im Ermächtigungsbeschluss enthalten sind.

Die Ermächtigung beinhaltet die Möglichkeit der Überweisung an niedergelassene Vertragsärzte.

Die ermächtigte Ärztin erhält somit eine Überweisungsbefugnis. Sie darf an niedergelassene Vertragsärzte überweisen.

An ermächtigte Ärzte und ermächtigte ärztliche Einrichtungen werden Überweisungen befürwortet, wenn diese tagesgleich zur weiteren Diagnostik medizinisch notwendig sind und soweit der Überweisungsempfänger mit seinem Ermächtigungskatalog zur Leistungserbringung auf Überweisung des ermächtigten Arztes/der ermächtigten ärztlichen Einrichtung befugt ist.

Die Überweisungsbefugnis erstreckt sich auch auf andere ermächtigte Ärzte und ermächtigte ärztliche Einrichtungen. Diese Überweisungen sind aber an Bedingungen geknüpft:

1. Die Überweisung beschränkt sich auf Fälle, bei denen die Leistungserbringung durch den ermächtigten Arzt medizinisch notwendig ist und tagesgleich erfolgt.
2. Die Überweisungsbefugnis beschränkt sich auf diagnostische Leistungen.
3. Der ermächtigte Arzt darf die Leistungen gemäß seinem Ermächtigungskatalog überhaupt erbringen.
4. Der Überweisungsnehmer darf als ermächtigter Arzt Überweisungen von anderen ermächtigten Ärzten annehmen.

Diese Leistungen werden eingeschränkt auf Fälle, die nicht im Zusammenhang mit einer stationären Aufnahme nach § 115a SGB V oder ambulanten Operation nach § 115b SGB V stehen.

Die vor- und nachstationären Leistungen nach § 115a SGB V und die ambulanten Operationen gemäß § 115b SGB V stellen Leistungen des Krankenhauses dar, die direkt mit den Krankenkassen abzurechnen sind. Die Kassenärztlichen Vereinigungen möchten verhindern, dass ihre Budgets durch Leistungen belastet werden, die nicht zu den vertragsärztlichen Leistungen gehören.

> Überweisungen zur Behandlung im Rahmen des § 116b SGB V sind ausgeschlossen.
> Die Ermächtigung steht unter dem Vorbehalt des § 116b SGB V. Sofern ambulante Leistungen nach § 116b SGB V durch das Krankenhaus erbracht werden, sind sie nicht mehr Gegenstand der Ermächtigung. Der Antragsteller ist verpflichtet, den Zulassungsausschuss über eine Teilnahme an der ambulanten Versorgung nach § 116b Abs. 2 SGB V zu informieren.

Wie beim ambulanten Operieren gemäß § 115b SGB V gilt auch für die spezialfachärztlichen Leistungen, dass entweder das Krankenhaus diese im Rahmen des § 116b SGB V erbringen kann oder dass der ermächtigte Arzt sie im Rahmen seiner Ermächtigung erbringen kann. Sofern das Krankenhaus sich zur Teilnahme an § 116b SGB V erklärt hat, darf der ermächtigte Arzt entsprechende Leistungen nicht mehr abrechnen.

> Die Ermächtigung beinhaltet die Möglichkeit der Verordnung von Arzneimitteln, Hilfsmitteln, Heilmitteln und anderen verordnungsfähigen Leistungen nach SGB V für Patienten, die im Sinne dieser Ermächtigung ambulant versorgt werden.

Die ermächtigte Ärztin darf Verordnungen ausstellen. Das beschränkt sich auf die Patienten, die sie im Rahmen ihrer persönlichen Ermächtigung behandelt.

6.8 Kinderheilkunde

Folgende Ermächtigung liegt vor:

> Herr Dr. med. Peter Mustermann, Facharzt für Kinder- und Jugendmedizin, wird als Oberarzt der Abteilung für Kinderheilkunde am Mustermannkrankenhaus in 99999 Musterstadt, Hauptstraße 8, zur Teilnahme an der vertragsärztlichen Versorgung ermächtigt. Die Ermächtigung wird im Krankenhaus ausgeübt.

Hier erfolgt eine exakte Benennung des ermächtigten Arztes und des Ortes, wo er seine Tätigkeit ausüben darf. An anderen Orten darf er die ermächtigten Leistungen nicht erbringen.

> Die Ermächtigung wird befristet bis 31.03.2026 …

Außerdem wird der Zeitraum definiert, bis wann die Ermächtigung gilt. Sie läuft am 31.03.2026 aus. Die Ermächtigung wird nicht automatisch verlängert. Möchte der ermächtigte Arzt eine Verlängerung oder Erweiterung seiner Ermächtigung, sollte er mindestens ein halbes Jahr vor Auslaufen der Ermächtigung einen erneuten Antrag auf Ermächtigung bei dem für ihn zuständigen Zulassungsausschuss stellen.

> … und erstreckt sich auf folgende Leistungen:
> Durchführung der Leistungen gemäß den Bestimmungen der Anlage 2 der Kinder-Richtlinien des Gemeinsamen Bundesausschusses (erweitertes Neugeborenen-Screening).

Hier wird die Rechtsgrundlage für seine Tätigkeit als Facharzt für Kinderheilkunde genannt. In der entsprechenden Richtlinie sind die Rahmenbedingungen für seine Tätigkeit in diesem Fachgebiet genannt.

> Auf Überweisung durch niedergelassene Vertragsärzte sowie für Kinder, deren Geburt unter Leitung einer Hebamme bzw. eines Entbindungshelfers stattgefunden hat, …

Der ermächtigte Arzt darf nur tätig werden, wenn entweder eine Überweisung eines niedergelassenen Arztes vorliegt oder bei Kindern, die durch eine Hebamme bzw. Entbindungspfleger entbunden wurden.

> … abzurechnen nach den Gebührenordnungspositionen 01724 bis 01727 EBM.

Hier erfolgt eine abschließende Aufzählung der Gebührenordnungspositionen, die der ermächtigte Arzt abrechnen darf.

> Leistungen, die einen besonderen Qualifikationsnachweis erfordern, dürfen erst erbracht und abgerechnet werden, wenn diese beantragt wurden und ein Genehmigungsbescheid der entsprechenden Fachabteilung der Kassenärztlichen Vereinigung vorliegt. Des Weiteren wird ausdrücklich darauf hingewiesen, dass die dann festgestellten fachlichen Voraussetzungen nicht zwangsläufig zu einer Abrechnungsfähigkeit der Leistungen führen, sofern die Bestimmungen des EBM einer Berechnungsfähigkeit entgegenstehen. Grundsätzlich gilt, dass die einschränkenden Bestimmungen des EBM über die berechnungsfähigen Leistungen der Gebiete, in denen die vertragliche Tätigkeit ausgeübt wird, zu beachten sind.

Werden solche Gebührenordnungspositionen in der Ermächtigung genannt, dann muss der ermächtigte Arzt eine Genehmigung bei den für die genehmigungspflichtigen Leistungen zuständigen Gremien der Kassenärztlichen Vereinigungen beantragen. Von diesen wird dann geprüft, ob der ermächtigte Arzt die geforderten Voraussetzungen erfüllt oder nicht. Erfüllt er die Voraussetzungen, dann darf er im Rahmen seiner Ermächtigung die genehmigungspflichtigen Leistungen erbringen. Falls er die Voraussetzungen nicht erfüllt, dann darf er diese Leistungen auch dann nicht abrechnen, wenn sie im Ermächtigungsbeschluss enthalten sind.

Die Berechnung der Gebührenordnungspositionen 01724 bis 01727 setzt eine Genehmigung der Kassenärztlichen Vereinigung gemäß der §§ 23 bzw. 38 der Kinder-Richtlinie voraus.

Die Ermächtigung beinhaltet die Möglichkeit der Überweisung an niedergelassene Vertragsärzte.

Der ermächtigte Arzt erhält somit eine Überweisungsbefugnis. Er darf an niedergelassene Vertragsärzte überweisen.

An ermächtigte Ärzte und ermächtigte ärztliche Einrichtungen werden Überweisungen befürwortet, wenn diese tagesgleich zur weiteren Diagnostik medizinisch notwendig sind und soweit der Überweisungsempfänger mit seinem Ermächtigungskatalog zur Leistungserbringung auf Überweisung des ermächtigten Arztes/der ermächtigten ärztlichen Einrichtung befugt ist.

Die Überweisungsbefugnis erstreckt sich auch auf andere ermächtigte Ärzte und ermächtigte ärztliche Einrichtungen. Diese Überweisungen sind aber an Bedingungen geknüpft:

1. Die Überweisung beschränkt sich auf Fälle, bei denen die Leistungserbringung durch den ermächtigten Arzt medizinisch notwendig ist und tagesgleich erfolgt.
2. Die Überweisungsbefugnis beschränkt sich auf diagnostische Leistungen.
3. Der ermächtigte Arzt darf die Leistungen gemäß seinem Ermächtigungskatalog überhaupt erbringen.
4. Der Überweisungsnehmer darf als ermächtigter Arzt Überweisungen von anderen ermächtigten Ärzten annehmen.

Diese Leistungen werden eingeschränkt auf Fälle, die nicht im Zusammenhang mit einer stationären Aufnahme nach § 115a SGB V oder ambulanten Operation nach § 115b SGB V stehen.

Die vor- und nachstationären Leistungen nach § 115a SGB V und die ambulanten Operationen gemäß § 115b SGB V stellen Leistungen des Krankenhauses dar, die direkt mit den Krankenkassen abzurechnen sind. Die Kassenärztlichen Vereinigungen möchten verhindern, dass ihre Budgets durch Leistungen belastet werden, die nicht zu den vertragsärztlichen Leistungen gehören.

Überweisungen zur Behandlung im Rahmen des § 116b SGB V sind ausgeschlossen.

Die Ermächtigung steht unter dem Vorbehalt des § 116b SGB V. Sofern ambulante Leistungen nach § 116b SGB V durch das Krankenhaus erbracht werden, sind sie nicht mehr Gegenstand der Ermächtigung. Der Antragsteller ist verpflichtet, den Zulassungsausschuss über eine Teilnahme an der ambulanten Versorgung nach § 116b Abs. 2 SGB V zu informieren.

Wie beim ambulanten Operieren gemäß § 115b SGB V gilt auch für die spezialfachärztlichen Leistungen, dass entweder das Krankenhaus diese im Rahmen des § 116b SGB V erbringen kann oder dass der ermächtigte Arzt sie im Rahmen seiner Ermächtigung erbringen kann. Sofern das Krankenhaus sich zur Teilnahme an § 116b SGB V erklärt hat, darf der ermächtigte Arzt entsprechende Leistungen nicht mehr abrechnen.

Die Ermächtigung beinhaltet die Möglichkeit der Verordnung von Arzneimitteln, Hilfsmitteln, Heilmitteln und anderen verordnungsfähigen Leistungen nach SGB V für Patienten, die im Sinne dieser Ermächtigung ambulant versorgt werden.

Der ermächtigte Arzt darf Verordnungen ausstellen. Das beschränkt sich auf die Patienten, die er im Rahmen seiner persönlichen Ermächtigung behandelt.

Eine weitere Ermächtigung hat folgendes Aussehen:

Frau Dr. med. Gerda Mustermann, Oberärztin der Abteilung für Frauenheil kunde und Geburtshilfe am Mustermannkrankenhaus in 99999 Musterstadt, Hauptstraße 8, wird für die vertragsärztliche Versorgung ermächtigt.

Hier erfolgt eine exakte Benennung der ermächtigten Ärztin und des Ortes, wo sie ihre Tätigkeit ausüben darf. An anderen Orten darf sie die ermächtigten Leistungen nicht erbringen.

Die Ermächtigung ist befristet bis zum 31.12.2026.

Außerdem wird Zeitraum definiert, bis wann die Ermächtigung gilt. Sie läuft am 31.12.2026 aus. Die Ermächtigung wird nicht automatisch verlängert. Möchte die ermächtigte Ärztin eine Verlängerung oder Erweiterung ihrer Ermächtigung, sollte sie mindestens ein halbes Jahr vor Auslaufen der Ermächtigung einen erneuten Antrag auf Ermächtigung bei dem für sie zuständigen Zulassungsausschuss stellen.

Auf Überweisung von Vertragsärzten:

Die ermächtigte Ärztin darf ausschließlich auf Überweisung von niedergelassenen Ärzten tätig werden.

> Diagnostik und Therapie angeborener und erworbener endokrinologischer Erkrankungen und Wachstumsstörungen mit Ausnahme von Diabetes mellitus, …

Hier wird definiert, für welche Erkrankungen sie diagnostisch und therapeutisch tätig werden darf. Patienten mit anderen Erkrankungen darf sie nicht behandeln.

> … abzurechnen nach den Gebührenordnungspositionen 01321, 04580, 32001, 32030, 32042, 32056, 32057, 32058, 32059, 32060, 32061, 32062, 32063, 32064, 32065, 32066, 32068, 32069, 32070, 32071, 32072, 32073, 32074, 32075, 32078, 32081, 32082, 32083, 32084, 32085, 32086, 33012, 33042, 34230, 40110 und 40111.

Hier erfolgt eine abschließende Auflistung von Gebührenordnungspositionen, die sie im Rahmen ihrer Ermächtigung abrechnen darf.

> Die Ermächtigung berechtigt dazu, für im Zusammenhang mit dem erteilten Ermächtigungsumfang erforderliche Zusatzuntersuchungen Überweisungen an zugelassene Vertragsärzte und MVZ vorzunehmen.

Die ermächtigte Ärztin darf an niedergelassene Ärzte und an MVZs überweisen.

> Überweisungen an andere ermächtigte Krankenhausärzte sind nur zulässig, sofern diese im Rahmen ihrer Ermächtigung auf Überweisung von anderen ermächtigten Ärzten tätig werden dürfen.

Die Überweisungsbefugnis erstreckt sich auch auf andere ermächtigte Ärzte. Diese Überweisung ist aber an die Bedingung geknüpft, dass die anderen ermächtigten Ärzte im Rahmen ihrer Ermächtigung selbst Überweisungen von ermächtigten Ärzten annehmen dürfen.

> Korrekturen der für den festgelegten Leistungskatalog abrechnungsfähigen EBM-Ziffern, z.B. nach Änderungen der Gebührenordnung EBM, können während der Laufzeit der Ermächtigung bei der Abrechnung der erbrachten Leistungen durch die Kassenärztlichen Vereinigung berücksichtigt werden.

Hier behält sich der Zulassungsausschuss das Recht auf Anpassung der Ermächtigung vor, sofern es relevante Änderungen des EBM gibt, die den Ermächtigungsumfang betreffen.

> Von der Ermächtigung sind alle Leistungen ausgeschlossen, für die das Krankenhaus der Antragstellerin eine Mitteilung nach § 115b Abs. 2 Satz 2 SGB V über ambulantes Operieren und stationsersetzende Eingriffe abgegeben hat oder während der Laufzeit der Ermächtigung abgibt. Der Ausschluss bezieht sich auch auf die im Zusammenhang mit den ambulanten Operationen erforderlichen prä-, intra- und postoperativen Leistungen.

Die ambulanten Operationen stellen Leistungen des Krankenhauses dar, die direkt mit den Krankenkassen abzurechnen sind. Die Kassenärztlichen Vereinigungen möchten verhindern, dass ihre Budgets durch Leistungen belastet werden, die nicht zu den vertragsärztlichen Leistungen gehören. In dieser Ermächtigung wird noch genauer differenziert, indem alle Leistungen, die im Rahmen einer ambulanten Operation gemäß § 115b SGB V erfolgen können, aufgeführt werden.

> Das Gleiche gilt für Leistungen, die vom Krankenhaus der Antragstellerin im Rahmen der spezialfachärztlichen Versorgung nach § 116b SGB V erbracht werden bzw. damit im Zusammenhang zu erbringen sind.

Wie beim ambulanten Operieren gemäß § 115b SGB V gilt auch für die spezialfachärztlichen Leistungen, dass entweder das Krankenhaus diese im Rahmen des § 116b SGB V erbringen kann oder dass die ermächtigte Ärztin sie im Rahmen seiner Ermächtigung erbringen kann. Sofern das Krankenhaus sich zur Teilnahme an § 116b SGB V erklärt hat, darf die ermächtigte Ärztin entsprechende Leistungen nicht mehr abrechnen.

> Leistungen, die einen besonderen Qualifikationsnachweis erfordern, dürfen erst erbracht und abgerechnet werden, wenn diese beantragt wurden und ein Genehmigungsbescheid der entsprechenden Fachabteilung der Kassenärztlichen Vereinigung vorliegt. Des Weiteren wird ausdrücklich darauf hingewiesen, dass die dann festgestellten fachlichen Voraussetzungen nicht zwangsläufig zu einer Abrechnungsfähigkeit der Leistungen führen, sofern die Bestimmungen des EBM einer Berechnungsfähigkeit entgegenstehen. Grundsätzlich gilt, dass die einschränkenden Bestimmungen des EBM über die berechnungsfähigen Leistungen der Gebiete, in denen die vertragliche Tätigkeit ausgeübt wird, zu beachten sind.

Werden solche Gebührenordnungspositionen in der Ermächtigung genannt, dann muss die ermächtigte Ärztin eine Genehmigung bei den für die genehmigungspflichtigen Leistungen zuständigen Gremien der Kassenärztlichen Vereinigungen beantragen. Von diesen wird dann geprüft, ob die ermächtigte Ärztin die geforderten Voraussetzungen erfüllt oder nicht. Erfüllt sie die Voraussetzungen, dann darf sie im Rahmen ihrer Ermächtigung die genehmigungspflichtigen Leistungen erbringen. Falls sie die Voraussetzungen nicht erfüllt, dann darf sie diese Leistungen auch dann nicht abrechnen, wenn sie im Ermächtigungsbeschluss enthalten sind.

In der Ermächtigung sind Gebührenordnungspositionen enthalten, für deren Erbringung eine Genehmigung erforderlich ist:

1. Die Abrechnung der Gebührenordnungspositionen 33012 und 33042 setzt eine Genehmigung der Kassenärztlichen Vereinigung nach der Ultraschall-Vereinbarung gemäß § 135 Abs. 2 SGB V voraus.

2. Die Berechnung der Gebührenordnungsposition 34230 setzt eine Genehmigung der Kassenärztlichen Vereinigung nach der Vereinbarung zur Strahlendiagnostik und -therapie voraus.

> Die Ermächtigung ist an die Tätigkeit im Krankenhaus gebunden und endet, ohne dass es eines Widerrufs bedarf, mit der Beendigung der Tätigkeit im Krankenhaus.

Die Ermächtigung ist an den Ort der im Ermächtigungsbeschluss genannten Betriebsstätte gebunden. Verlässt die Ärztin das Krankenhaus, dann wird auch die Ermächtigung beendet.

> Die Ermächtigung beinhaltet die Möglichkeit der Überweisung an niedergelassene Vertragsärzte.

Die Ärztin darf an niedergelassene Ärzte überweisen.

6.9 Neurologie

Für die Neurologie liegt folgende Ermächtigung vor:

> Die bis zum 31.12.2024 befristete Ermächtigung des Facharztes für Neurologie Dr. med. Peter Mustermann, leitender Oberarzt der Klinik für Neurologie am Mustermannkrankenhaus in 99999 Musterstadt, Hauptstraße 8, wird neu gefasst.

Hier erfolgt eine exakte Benennung des ermächtigten Arztes und des Ortes, wo er seine Tätigkeit ausüben darf. An anderen Orten darf er die ermächtigten Leistungen nicht erbringen.

> Die Ermächtigung zur Teilnahme an der vertragsärztlichen Versorgung erstreckt sich nunmehr auf folgende Leistungen:
> Durchführung der Botulinumtoxinbehandlung …

Hier wird definiert, welche therapeutischen Leistungen der ermächtigte Arzt erbringen darf.

> … auf namentliche Überweisung durch niedergelassene Neurologen/Nervenärzte …

Der ermächtigte Arzt darf ausschließlich auf Überweisung von niedergelassenen Ärzten tätig werden. Die namentliche Nennung entspricht den Vorgaben des § 24 Abs. 5 Satz BMV-Ärzte:

> Eine namentliche Überweisung kann zur Durchführung bestimmter Untersuchungs- oder Behandlungsmethoden an hierfür ermächtigte Ärzte bei Vorliegen der Diagnosen G24.0 bis G24.9, G43.0 bis G43.9, G51.3, G80.0 bis G80.9, G81.1, G82.12, G82.13, G82.3, G82.42, G82.43 und K11.7 erfolgen., …

Hier wird anhand der ICD-Kodes konkretisiert, für welche Erkrankungen der ermächtigte Arzt tätig werden darf. Patienten mit anderen Erkrankungen darf er nicht behandeln.

> … abzurechnen nach den Gebührenordnungspositionen 01321, 01600, 01601, 016220, 16322, 33100, 40110 und 40111 EBM.

Das stellt die abschließende Auflistung der Gebührenordnungspositionen dar, die der ermächtigte Arzt abrechnen darf.

> Die Ermächtigung ist auf 200 Fälle pro Quartal begrenzt.

Die Fallzahlbegrenzung beträgt 200 Fälle pro Quartal. Ab dem 201. Fall darf er nicht mehr behandeln und abrechnen.

> Leistungen, die einen besonderen Qualifikationsnachweis erfordern, dürfen erst erbracht und abgerechnet werden, wenn diese beantragt wurden und ein Genehmigungsbescheid der entsprechenden Fachabteilung der Kassenärztlichen Vereinigung vorliegt. Des Weiteren wird ausdrücklich darauf hingewiesen, dass die dann festgestellten fachlichen Voraussetzungen nicht zwangsläufig zu einer Abrechnungsfähigkeit der Leistungen führen, sofern die Bestimmungen des EBM einer Berechnungsfähigkeit entgegenstehen. Grundsätzlich gilt, dass die einschränkenden Bestimmungen des EBM über die berechnungsfähigen Leistungen der Gebiete, in denen die vertragliche Tätigkeit ausgeübt wird, zu beachten sind.

Werden solche Gebührenordnungspositionen in der Ermächtigung genannt, dann muss der ermächtigte Arzt eine Genehmigung bei den für die genehmigungspflichtigen Leistungen zuständigen Gremien der Kassenärztlichen Vereinigungen beantragen. Von diesen wird dann geprüft, ob der ermächtigte Arzt die geforderten Voraussetzungen erfüllt oder nicht. Erfüllt er die Voraussetzungen, dann darf er im Rahmen seiner Ermächtigung die genehmigungspflichtigen Leistungen erbringen. Falls er die Voraussetzungen nicht erfüllt, dann darf er diese Leistungen auch dann nicht abrechnen, wenn sie im Ermächtigungsbeschluss enthalten sind.

Die Berechnung der Gebührenordnungsposition 33100 setzt eine Genehmigung der Kassenärztlichen Vereinigung nach der Ultraschall-Vereinbarung gemäß § 135 Abs. 2 SGB V voraus.

> Die Ermächtigung beinhaltet die Möglichkeit der Überweisung an niedergelassene Vertragsärzte.

Der ermächtigte Arzt darf an niedergelassene Ärzte überweisen.

> An ermächtigte Ärzte und ermächtigte ärztliche Einrichtungen werden Überweisungen befürwortet, wenn diese tagesgleich zur weiteren Diagnostik medizinisch notwendig sind und soweit der Überweisungsempfänger mit seinem Ermächtigungskatalog zur Leistungserbringung auf Überweisung des ermächtigten Arztes/der ermächtigten ärztlichen Einrichtung befugt ist.

Die Überweisungsbefugnis erstreckt sich auch auf andere ermächtigte Ärzte und ermächtigte ärztliche Einrichtungen. Diese Überweisungen sind aber an Bedingungen geknüpft:

1. Die Überweisung beschränkt sich auf Fälle, bei denen die Leistungserbringung durch den ermächtigten Arzt medizinisch notwendig ist und tagesgleich erfolgt.
2. Die Überweisungsbefugnis beschränkt sich auf diagnostische Leistungen.
3. Der ermächtigte Arzt darf die Leistungen gemäß seinem Ermächtigungskatalog überhaupt erbringen.
4. Der Überweisungsnehmer darf als ermächtigter Arzt Überweisungen von anderen ermächtigten Ärzten annehmen.

Eine weitere Ermächtigung hat folgendes Aussehen:

> Frau Dr. med. Gerda Mustermann, Fachärztin für Neurologie, wird als Chefärztin der Neurologische Klinik am Mustermannkrankenhaus in 99999 Musterstadt, Hauptstraße 8, wird auch weiterhin zur Teilnahme an der vertragsärztlichen Versorgung ermächtigt. Die Ermächtigung wird im Krankenhaus ausgeübt.

Hier erfolgt eine exakte Benennung der ermächtigten Ärztin und des Ortes, wo sie ihre Tätigkeit ausüben darf. An anderen Orten darf sie die ermächtigten Leistungen nicht erbringen.

> Die Ermächtigung wird befristet bis 30. 06. 2026 …

Außerdem wird Zeitraum definiert, bis wann die Ermächtigung gilt. Sie läuft am 30. 06. 2026 aus. Die Ermächtigung wird nicht automatisch verlängert. Möchte die ermächtigte Ärztin eine Verlängerung oder Erweiterung ihrer Ermächtigung, sollte sie mindestens ein halbes Jahr vor Auslaufen der Ermächtigung einen erneuten Antrag auf Ermächtigung bei dem für sie zuständigen Zulassungsausschuss stellen.

> … und erstreckt sich auf folgende Leistungen:
> Durchführung besonderer Untersuchungsmethoden auf Überweisung durch niedergelassene Vertragsärzte, …

Die ermächtigte Ärztin darf ausschließlich auf Überweisung von niedergelassenen Ärzten tätig werden.

> … eingeschränkt auf Leistungen nach den Gebührenordnungspositionen 01321, 01436, 01600, 01601, 16310, 16321, 16322, 33060, 33063, 33070, 33071, 33075, 40110 und 40111 EBM.

Hier erfolgt eine abschließende Auflistung der Gebührenordnungspositionen, die die ermächtigte Ärztin abrechnen darf.

> Die Gebührenordnungspositionen 01436, 01600 und 01601 EBM sind nur im Zusammenhang mit Auftragsleistungen (Indikations- und Definitionsauftrag) gemäß den Allgemeinen Bestimmungen zum Einheitlichen Bewertungsmaßstab abrechenbar.

Eine weitere Einschränkung ergibt sich dadurch, dass die 3 genannten Gebührenordnungspositionen nur dann abrechnungsfähig sind, wenn eine Überweisung zur Durchführung von Auftragsleistungen vorliegt.

> Im Rahmen der Botox-Ambulanz sind die Gebührenordnungspositionen 01321 und 16322 EBM nicht abrechnungsfähig.

Hier werden explizit 2 Gebührenordnungspositionen genannt, die in der Botox-Ambulanz nicht abgerechnet werden dürfen.

> Leistungen, die einen besonderen Qualifikationsnachweis erfordern, dürfen erst erbracht und abgerechnet werden, wenn diese beantragt wurden und ein Genehmigungsbescheid der entsprechenden Fachabteilung der Kassenärztlichen Vereinigung vorliegt. Des Weiteren wird ausdrücklich darauf hingewiesen, dass die dann festgestellten fachlichen Voraussetzungen nicht zwangsläufig zu einer Abrechnungsfähigkeit der Leistungen führen, sofern die Bestimmungen des EBM einer Berechnungsfähigkeit entgegenstehen. Grundsätzlich gilt, dass die einschränkenden Bestimmungen des EBM über die berechnungsfähigen Leistungen der Gebiete, in denen die vertragliche Tätigkeit ausgeübt wird, zu beachten sind.

Werden solche Gebührenordnungspositionen in der Ermächtigung genannt, dann muss die ermächtigte Ärztin eine Genehmigung bei den für die genehmigungspflichtigen Leistungen zuständigen Gremien der Kassenärztlichen Vereinigung beantragen. Von diesen wird dann geprüft, ob die ermächtigte Ärztin die geforderten Voraussetzungen erfüllt oder nicht. Erfüllt sie die Voraussetzungen, dann darf sie im Rahmen ihrer Ermächtigung die genehmigungspflichtigen Leistungen erbringen. Falls sie die Voraussetzungen nicht erfüllt, dann darf sie diese Leistungen auch dann nicht abrechnen, wenn sie im Ermächtigungsbeschluss enthalten sind.

Die Berechnung der Gebührenordnungspositionen 33060, 33063, 33070, 33071 und 33075 setzen eine Genehmigung der Kassenärztlichen Vereinigung nach der Ultraschall-Vereinbarung gemäß § 135 Abs. 2 SGB V voraus.

> Die Ermächtigung beinhaltet die Möglichkeit der Überweisung an niedergelassene Vertragsärzte.

Die ermächtigte Ärztin darf somit an niedergelassene Ärzte überweisen.

> An ermächtigte Ärzte und ermächtigte ärztliche Einrichtungen werden Überweisungen befürwortet, wenn diese tagesgleich zur weiteren Diagnostik medizinisch notwendig sind und soweit der Überweisungsempfänger mit seinem Ermächtigungskatalog zur Leistungserbringung auf Überweisung des ermächtigten Arztes/der ermächtigten ärztlichen Einrichtung befugt ist.

Die Überweisungsbefugnis erstreckt sich auch auf andere ermächtigte Ärzte und ermächtigte ärztliche Einrichtungen. Diese Überweisungen sind aber an Bedingungen geknüpft:

1. Die Überweisung beschränkt sich auf Fälle, bei denen die Leistungserbringung durch den ermächtigten Arzt medizinisch notwendig ist und tagesgleich erfolgt.
2. Die Überweisungsbefugnis beschränkt sich auf diagnostische Leistungen.
3. Der ermächtigte Arzt darf die Leistungen gemäß seinem Ermächtigungskatalog überhaupt erbringen.
4. Der Überweisungsnehmer darf als ermächtigter Arzt Überweisungen von anderen ermächtigten Ärzten annehmen.

> Diese Leistungen werden eingeschränkt auf Fälle, die nicht im Zusammenhang mit einer stationären Aufnahme nach § 115a SGB V oder ambulanten Operation nach § 115b SGB V stehen.

Die vor- und nachstationären Leistungen nach § 115a SGB V und die ambulanten Operationen gemäß § 115b SGB V stellen Leistungen des Krankenhauses dar, die direkt mit den Krankenkassen abzurechnen sind. Die Kassenärztlichen Vereinigungen möchten verhindern, dass ihre Budgets durch Leistungen belastet werden, die nicht zu den vertragsärztlichen Leistungen gehören.

> Überweisungen zur Behandlung im Rahmen des § 116b SGB V sind ausgeschlossen.
> Die Ermächtigung steht unter dem Vorbehalt des § 116b SGB V. Sofern ambulante Leistungen nach § 116b SGB V durch das Krankenhaus erbracht werden, sind sie nicht mehr Gegenstand der Ermächtigung. Der Antragsteller ist verpflichtet, den Zulassungsausschuss über eine Teilnahme an der ambulanten Versorgung nach § 116b Abs. 2 SGB V zu informieren.

Wie beim ambulanten Operieren gemäß § 115b SGB V gilt auch für die spezialfachärztlichen Leistungen, dass entweder das Krankenhaus diese im Rahmen des § 116b SGB V erbringen kann oder dass der ermächtigte Arzt sie im Rahmen seiner Ermächtigung erbringen kann. Sofern das Krankenhaus sich zur Teilnahme an § 116b SGB V erklärt hat, darf der ermächtigte Arzt entsprechende Leistungen nicht mehr abrechnen.

> Die Ermächtigung beinhaltet die Möglichkeit der Verordnung von Arzneimitteln, Hilfsmitteln, Heilmitteln und anderen verordnungsfähigen Leistungen nach SGB V für Patienten, die im Sinne dieser Ermächtigung ambulant versorgt werden.

Die ermächtigte Ärztin darf somit Verordnungen ausstellen.

6.10 Orthopädie und Unfallchirurgie

Für die Orthopädie und Unfallchirurgie liegt folgende Ermächtigung vor:

> Herr Dr. med. Peter Mustermann wird als Facharzt für Orthopädie und Unfallchirurgie in der Funktion als Chefarzt der Klinik für Unfallchirurgie und Orthopädie am Mustermannkrankenhaus in 99999 Musterstadt, Hauptstraße 8, …

Hier erfolgt eine exakte Benennung des ermächtigten Arztes und des Ortes, wo er seine Tätigkeit ausüben darf. An anderen Orten darf er die ermächtigten Leistungen nicht erbringen.

> … für die Zeit vom 01.09.2024 bis zum 31.08.2026 …

Für diesen Zeitraum gilt die Ermächtigung. Sie läuft damit am 31.08.2026 aus. Die Ermächtigung wird nicht automatisch verlängert. Möchte der ermächtigte Arzt eine Verlängerung oder Erweiterung seiner Ermächtigung, sollte er mindestens ein halbes Jahr vor Auslaufen der Ermächtigung einen erneuten Antrag auf Ermächtigung bei dem für ihn zuständigen Zulassungsausschuss stellen.

> ... zur Teilnahme an der vertragsärztlichen Versorgung nach § 31a Abs. 1 Ärzte-ZV für die nachstehend aufgeführten Leistungen ermächtigt:

Hinweis auf die Rechtsgrundlage für die Beteiligung von Krankenhausärzten an der vertragsärztlichen Versorgung.

> Auf Überweisung von zugelassenen Fachärzten für Chirurgie, Orthopädie, Orthopädie und Unfallchirurgie, Neurochirurgie:

Der Krankenhausarzt darf im Rahmen seiner persönlichen Ermächtigung nur auf Überweisung von zugelassenen Fachärzten für Chirurgie, Orthopädie, Orthopädie und Unfallchirurgie sowie Neurochirurgie tätig werden. Überweisungen von Ärzten anderer Fachrichtungen darf er nicht annehmen.

> Leistungen im Rahmen der Unfall- und Wiederherstellungschirurgie.

Seine Tätigkeit im Rahmen der Ermächtigung ist begrenzt auf die Unfall- und Wiederherstellungschirurgie.

> Abrechnungsfähig sind folgende Leistungen: GOP 01321, 01430, 01436, 01600, 01601, 01621, 01622, 02300, 02301, 02310, 02340, 02341, 02350, 02360, 07340, 33050, 34280, 34281, 40120, 40142, 40144.

Hier erfolgt eine abschließende Auflistung der von dem ermächtigten Arzt abrechnungsfähigen Gebührenordnungspositionen des EBM. Darüber hinaus darf er keine weiteren Gebührenordnungspositionen abrechnen.

> Prä- und poststationäre Leistungen gemäß § 115a SGB V sind im Rahmen der Ermächtigung nicht abrechnungsfähig. Während der angegebenen Fristen dürfen keine Leistungen erbracht bzw. veranlasst werden.

Die vor- und nachstationären Leistungen nach § 115a SGB V stellen Leistungen des Krankenhauses dar, die direkt mit den Krankenkassen abzurechnen sind. Die Kassenärztlichen Vereinigungen möchten verhindern, dass ihre Budgets durch Leistungen belastet werden, die nicht zu den vertragsärztlichen Leistungen gehören.

> Fallzahlbegrenzung: 200 Fälle pro Quartal.

Die Fallzahlbegrenzung liegt bei 200 Fällen im Quartal. Eine Überweisung ab dem 201. Fall im Quartal darf der ermächtigte Arzt nicht annehmen.

Gebührenordnungspositionen für ambulante Operationen, Anästhesien, präoperative, postoperative und orthopädisch-chirurgisch konservative Leistungen gemäß Kapitel 31 des EBM sind im Rahmen der Ermächtigung nicht abrechnungsfähig.

Die ambulanten Operationen stellen Leistungen des Krankenhauses dar, die direkt mit den Krankenkassen abzurechnen sind. Die Kassenärztlichen Vereinigungen möchten verhindern, dass ihre Budgets durch Leistungen belastet werden, die nicht zu den vertragsärztlichen Leistungen gehören. In dieser Ermächtigung wird noch genauer differenziert, in dem alle Leistungen, die im Rahmen einer ambulanten Operation gemäß § 115b SGB V erfolgen können, aufgeführt werden.

Labor- und Röntgenleistungen (mit Ausnahme der Durchleuchtungen nach den GOP 34280 und 34281) sind im Rahmen der Ermächtigung nicht abrechnungsfähig.

Für die gesamte Ermächtigung gilt, dass Labor- und Röntgenleistungen nicht erbracht und abgerechnet werden dürfen.

Im Rahmen der Ermächtigung können Arzneimittel sowie Heil- und Hilfsmittel verordnet werden.

Der ermächtigte Arzt darf Verordnungen ausstellen.

Die Verordnung darf nur Dr. Mustermann selbst oder im Fall der Abwesenheit aus Gründen von Krankheit, Urlaub oder Teilnahme an ärztlicher Fortbildung oder an einer Wehrübung durch einen Vertreter ausgestellt werden. Nur in diesem Vertretungsfall darf der Vertreter den Arztstempel verwenden.

Die persönliche Ermächtigung ist mit einer persönlichen Leistungserbringung verbunden. Kein anderer Arzt darf die ermächtigten Leistungen erbringen als derjenige Arzt, der im Ermächtigungsbeschluss genannt wurde. Ausnahmen davon gelten bei Krankheit, Urlaub oder Teilnahme an ärztlicher Forbildung oder an einer Wehrübung. Dann dürfen Vertreter die Leistungen erbringen. Die Ärzte-ZV schreibt dazu in § 32 Abs. 1 Folgendes vor: *»Dauert die Vertretung länger als eine Woche, so ist sie der Kassenärztlichen Vereinigung mitzuteilen.«*

Nach § 24 Abs. 2 Satz 4 Bundesmantelvertrag Ärzte sind Überweisungen durch ermächtigte ärztliche geleitete Einrichtungen und ermächtigte Ärzte zulässig, soweit die Ermächtigung dies vorsieht; in der Ermächtigung sind die von der Überweisungsbefugnis umfassten Leistungen festzulegen.

Die Überweisungsbefugnis wird eingeschränkt auf die im Rahmen der sich aus dem Ermächtigungsumfang ergebende Notwendigkeit.

Die Überweisungsbefugnis des ermächtigten Arztes wird eingeschränkt. Er darf nicht wie die niedergelassenen Ärzte überweisen, sondern nur bezogen auf den Ermächtigungsumfang und die sich daraus ergebenden Notwendigkeit.

Eine weitere Ermächtigung hat folgendes Aussehen:

> Frau Dr. med. Gerda Mustermann wird als Fachärztin für Orthopädie und Unfallchirurgie in der Funktion als Chefärztin der Klinik für Unfallchirurgie und Orthopädie am Mustermannkrankenhaus in 99999 Musterstadt, Hauptstraße 8, …

Hier erfolgt eine exakte Benennung der ermächtigten Ärztin und des Ortes, wo sie ihre Tätigkeit ausüben darf. An anderen Orten darf sie die ermächtigten Leistungen nicht erbringen.

> … auf Überweisung von Vertragsärzten für Chirurgie, Orthopädie, Orthopädie und Unfallchirurgie, fachärztlich tätigen Internisten mit Schwerpunkt Rheumatologie, physikalische und rehabilitative Medizin:

Die ermächtigte Ärztin darf ausschließlich auf Überweisung von niedergelassenen Ärzten tätig werden. Beschränkt wird dies auf die genannten Arztgruppen.

> Konsiliaruntersuchung und ggf. Behandlung im Rahmen einer speziellen Schultersprechstunde und/oder Kniesprechstunde zur Abklärung der Frage, ob eine stationäre, operative Behandlung in der Klinik für Unfallchirurgie und Orthopädie am Mustermannkrankenhaus in 99999 Musterstadt erforderlich ist.

Die Ermächtigung ist zunächst beschränkt auf diagnostische Leistungen. Sie kann (»ggf.«) auf therapeutische Leistungen ausgeweitet werden. Begrenzt wird dies zweifach. Einmal werden bestimmte anatomische Bereiche (Schulter und Knie) genannt, zum anderen geht es dabei ausschließlich um Abklärungsuntersuchungen, inwieweit eine stationäre, operative Behandlung erforderlich ist. Daraus folgt, dass die ermächtigte Ärztin nicht tätig werden darf, wenn eine operative Behandlung von vorneherein feststeht oder aber ausgeschlossen ist.

> Abrechnungsfähig sind die folgenden Gebührenordnungspositionen: 01321, 01600, 01620, 01621, 02300, 02341, 02350, 02360, 18311, 18320, 18331, 31900, 32001, 32151, 33050, 34221, 34222, 34230, 34232, 34233, 34234, 34237, 34238, 34240, 34241, 34280, 40110, 40111.

Hier erfolgt eine abschließende Auflistung der Gebührenordnungspositionen. Andere Gebührenordnungspositionen sind nicht abrechnungsfähig.

> Die Ermächtigung berechtigt dazu, für im Zusammenhang mit dem erteilten Ermächtigungsumfang erforderliche Zusatzuntersuchungen Überweisungen an zugelassene Vertragsärzte und MVZ vorzunehmen.

Die ermächtigte Ärztin darf an niedergelassene Ärzte und an MVZs überweisen.

> Überweisungen an andere ermächtigte Krankenhausärzte sind nur zulässig, sofern diese im Rahmen ihrer Ermächtigung auf Überweisung von anderen ermächtigten Ärzten tätig werden dürfen.

Die ermächtigte Ärztin darf auch an andere ermächtigte Krankenhausärzte überweisen, aber nur dann, wenn diesen erlaubt ist, Überweisungen von ermächtigten Ärzten anzunehmen.

> Korrekturen der für den festgelegten Leistungskatalog abrechnungsfähigen EBM-Ziffern, z. B. nach Änderungen der Gebührenordnung EBM, können während der Laufzeit der Ermächtigung bei der Abrechnung der erbrachten Leistungen durch die Kassenärztliche Vereinigung berücksichtigt werden.

Hier behält sich der Zulassungsausschuss das Recht auf Anpassung der Ermächtigung vor, sofern es relevante Änderungen des EBM gibt, die den Ermächtigungsumfang betreffen.

> Im Rahmen der Ermächtigung können nur solche Leistungen durchgeführt und abrechnet werden, für die eine Abrechnungsgenehmigung (z. B. nach den Qualitätssicherungs-Richtlinien) oder eine Abrechnungserlaubnis (z. B. nach den EBM-Vorgaben) vorliegt.

Werden solche Gebührenordnungspositionen in der Ermächtigung genannt, dann muss der ermächtigte Arzt eine Genehmigung bei den für die genehmigungspflichtigen Leistungen zuständigen Gremien der Kassenärztlichen Vereinigungen beantragen. Von diesen wird dann geprüft, ob der ermächtigte Arzt die geforderten Voraussetzungen erfüllt oder nicht. Erfüllt er die Voraussetzungen, dann darf er im Rahmen seiner Ermächtigung die genehmigungspflichtigen Leistungen erbringen. Falls er die Voraussetzungen nicht erfüllt, dann darf er diese Leistungen auch dann nicht abrechnen, wenn sie im Ermächtigungsbeschluss enthalten sind.

In der Ermächtigung sind Gebührenordnungspositionen enthalten, für deren Erbringung eine Genehmigung erforderlich ist:

1. Für die Ultraschallleistung 33050 gilt gemäß der Präambel des Kapitels 33, dass die Berechnung der Gebührenordnungspositionen dieses Kapitels eine Genehmigung der Kassenärztlichen Vereinigung nach der Ultraschall-Vereinbarung gemäß § 135 Abs. 2 SGB V voraussetzt.
2. Die Berechnung der Gebührenordnungspositionen 34221, 34222, 34230, 34232, 34233, 34234, 34237, 34238, 34240, 34241, 34280 setzt jeweils eine Genehmi-

gung der Kassenärztlichen Vereinigung nach der Vereinbarung zur Strahlendiagnostik und -therapie voraus

Von der Ermächtigung sind alle Leistungen ausgeschlossen, für die das Krankenhaus des Antragstellers eine Mitteilung nach § 115b Abs. 2 Satz 2 SGB V über ambulantes Operieren und stationsersetzende Eingriffe abgegeben hat oder während der Laufzeit der Ermächtigung abgibt. Der Ausschluss bezieht sich auch auf die im Zusammenhang mit den ambulanten Operationen erforderlichen prä-, intra- und postoperativen Leistungen.

Die ambulanten Operationen stellen Leistungen des Krankenhauses dar, die direkt mit den Krankenkassen abzurechnen sind. Die Kassenärztlichen Vereinigungen möchten verhindern, dass ihre Budgets durch Leistungen belastet werden, die nicht zu den vertragsärztlichen Leistungen gehören. In dieser Ermächtigung wird noch genauer differenziert, indem alle Leistungen, die im Rahmen einer ambulanten Operation gemäß § 115b SGB V erfolgen können, aufgeführt werden.

Das Gleiche gilt für Leistungen, die vom Krankenhaus des Antragstellers im Rahmen der spezialfachärztlichen Versorgung nach § 116b SGB V erbracht werden bzw. damit im Zusammenhang zu erbringen sind.

Wie beim ambulanten Operieren gemäß § 115b SGB V gilt auch für die spezialfachärztlichen Leistungen, dass entweder das Krankenhaus diese im Rahmen des § 116b SGB V erbringen kann oder dass der ermächtigte Arzt sie im Rahmen seiner Ermächtigung erbringen kann. Sofern das Krankenhaus sich zur Teilnahme an § 116b SGB V erklärt hat, darf der ermächtigte Arzt entsprechende Leistungen nicht mehr abrechnen.

Die Ermächtigung ist an die Tätigkeit im Krankenhaus gebunden und endet, ohne dass es eines Widerrufs bedarf, mit der Beendigung der Tätigkeit im Krankenhaus.

Die Ermächtigung ist an den Ort der im Ermächtigungsbeschluss genannten Betriebsstätte gebunden. Verlässt die Ärztin das Krankenhaus, dann wird auch die Ermächtigung beendet.

6.11 Radiologie

Für die Radiologie liegt folgende Ermächtigung vor:

> Frau Dr. med. Gerda Mustermann wird als Fachärztin für Diagnostische Radiologie in ihrer Funktion als Oberärztin der Klinik für Diagnostische und Interventionelle Radiologie am Mustermannkrankenhaus in 99999 Musterstadt, Hauptstraße 8, …

Hier erfolgt eine exakte Benennung der ermächtigten Ärztin und des Ortes, wo sie ihre Tätigkeit ausüben darf. An anderen Orten darf sie die ermächtigten Leistungen nicht erbringen.

> … für die Zeit vom 01.07.2024 bis zum 30.06.2026 zur Teilnahme an der vertragsärztlichen Versorgung …

Außerdem wird der Zeitraum definiert, bis wann die Ermächtigung gilt. Sie läuft am 30.06.2026 aus. Die Ermächtigung wird nicht automatisch verlängert. Möchte die ermächtigte Ärztin eine Verlängerung oder Erweiterung ihrer Ermächtigung, sollte sie mindestens ein halbes Jahr vor Auslaufen der Ermächtigung einen erneuten Antrag auf Ermächtigung bei dem für sie zuständigen Zulassungsausschuss stellen.

> … nach § 31a Abs. 1 Ärzte-ZV für die nachstehend aufgeführten Leistungen ermächtigt:

Hinweis auf die Rechtsgrundlage für die Beteiligung von Krankenhausärzten an der vertragsärztlichen Versorgung.

> Auf Überweisung von zugelassenen Fachärzten für Gynäkologie und Radiologie sowie in zugelassenen MVZs und Vertragsarztpraxen angestellter Fachärzte für Gynäkologie und Radiologie:

Die ermächtigte Ärztin darf nur tätig werden, wenn ein niedergelassener Arzt eine Überweisung an sie ausstellt. Die Überweisung darf aber nur von Fachärzten für Gynäkologie bzw. Radiologie ausgestellt werden. Zu den überweisungsbefugten niedergelassenen Ärzten zählen auch die angestellten Ärzte in einer Vertragsarztpraxis oder einem MVZ.

> Vakuumstanzbiopsie(n) der Mamma, GOP 34274, in diesem Zusammenhang abrechenbar nach: GOP 34270, 34271, 34273, 34275; …

Hier werden abschließend die EBM-Gebührenordnungspositionen aufgezählt, die sie im Rahmen dieser Ermächtigung abrechnen darf.

> … Einzelüberweisungen zur Durchführung der Leistung nach GOP 34270, 34271, 34273 und 34275 sind nicht möglich; …

Die aufgeführten Gebührenordnungspositionen dürfen nur im Zusammenhang mit der Vakuumstanzbiopsie der Mamma gemäß der Gebührenordnungsposition 34274 erbracht und abgerechnet werden. Leistungen ohne Vakuumstanzbiopsie dürfen nicht erbracht werden.

> … sowie folgende Leistungen: GOP 24211, 24212, 40120, 40144, 40454 und ggf. 40455.

Hier werden weitere Gebührenordnungspositionen genannt, die im Rahmen der Ermächtigung abrechnungsfähig sind.

> Laborleistungen können im Rahmen der Ermächtigung nicht abgerechnet werden.

Ausdrücklich ausgeschlossen ist die Abrechnung von Laborleistungen.

> Vor- und nachstationäre Leistungen nach §115a SGB V sind im Rahmen der Ermächtigung nicht abrechnungsfähig. Während der angegebenen Fristen dürfen keine Leistungen erbracht bzw. veranlasst werden.

Die vor- und nachstationären Leistungen nach § 115a SGB V stellen Leistungen des Krankenhauses dar, die direkt mit den Krankenkassen abzurechnen sind. Die Kassenärztlichen Vereinigungen möchten verhindern, dass ihre Budgets durch Leistungen belastet werden, die nicht zu den vertragsärztlichen Leistungen gehören. Bei Patienten, die stationär behandelt werden, darf der ermächtigte Arzt somit 5 Tage vor der Aufnahme und 14 Tage nach der Entlassung keine Leistungen für die Patienten im Rahmen seiner Ermächtigung erbringen.

> Die persönliche Ermächtigung für ambulantes Operieren im Krankenhaus gilt nicht für diejenigen Leistungen, die bereits im Rahmen einer Meldung nach § 115b SGB V durch die Verwaltung angezeigt wurden bzw. für die das Krankenhaus sein Angebot im Rahmen des § 115b SGB V künftig ergänzt.

Die ambulanten Operationen stellen Leistungen des Krankenhauses dar, die direkt mit den Krankenkassen abzurechnen sind. Die Kassenärztlichen Vereinigungen möchten verhindern, dass ihre Budgets durch Leistungen belastet werden, die nicht zu den vertragsärztlichen Leistungen gehören. In dieser Ermächtigung wird noch genauer differenziert, indem alle Leistungen, die im Rahmen einer ambulanten Operation gemäß § 115b SGB V erfolgen können, aufgeführt werden.

> Die persönliche Ermächtigung für die ambulante Behandlung im Krankenhaus gilt nicht für diejenigen Leistungen, die bereits im Rahmen einer Meldung nach

§ 116b SGB V durch die Verwaltung angezeigt wurden bzw. für die das Krankenhaus sein Angebot im Rahmen des § 116b SGB V zukünftig ergänzt.

Hier gilt das Gleiche wie für die ambulanten Operationen gemäß § 115b SGB V.

Im Rahmen der Ermächtigung können nur solche Leistungen durchgeführt und abgerechnet werden, für die eine Abrechnungsgenehmigung (z. B. nach den Qualitätssicherungs-Richtlinien) oder eine Abrechnungserlaubnis (z. B. nach den EBM-Vorgaben) vorliegt.

Werden solche Gebührenordnungspositionen in der Ermächtigung genannt, dann muss der ermächtigte Arzt eine Genehmigung bei den für die genehmigungspflichtigen Leistungen zuständigen Gremien der Kassenärztlichen Vereinigungen beantragen. Von diesen wird dann geprüft, ob der ermächtigte Arzt die geforderten Voraussetzungen erfüllt oder nicht. Erfüllt er die Voraussetzungen, dann darf er im Rahmen seiner Ermächtigung die genehmigungspflichtigen Leistungen erbringen. Falls er die Voraussetzungen nicht erfüllt, dann darf er diese Leistungen auch dann nicht abrechnen, wenn sie im Ermächtigungsbeschluss enthalten sind.

In der Ermächtigung sind Gebührenordnungspositionen enthalten, für deren Erbringung eine Genehmigung erforderlich ist: Die Gebührenordnungspositionen 34274 und 34275 setzen eine Genehmigung der Kassenärztlichen Vereinigung gemäß der Qualitätssicherungsvereinbarung zur Vakuumbiopsie der Brust gemäß § 135 Abs. 2 SGB V voraus.

Die Ermächtigung endet, wenn der Arzt zur Teilnahme an der vertragsärztlichen Versorgung bestandskräftig zugelassen oder bei einem Vertragsarzt oder in einem Medizinischen Versorgungszentrum bestandskräftig angestellt wird und in dieser Eigenschaft die Leistungen erbringt, die Gegenstand dieser Ermächtigung sind.

Wenn die ermächtigte Ärztin bei einem Vertragsarzt oder in einem Medizinischen Versorgungszentrum bestandskräftig angestellt wird und in dieser Eigenschaft Leistungen erbringt, die Gegenstand der Ermächtigung sind, dann endet die Ermächtigung automatisch.

Die Abrechnung von Leistungen im Rahmen der Ermächtigung ist an diese Betriebsstätte des Krankenhauses gebunden. Eine Aufgabe der bisherigen Betriebsstätte führt zur Beendigung der Ermächtigung. Eine Ermächtigung für eine andere oder zusätzliche Betriebsstätte bedarf einer erneuten Antragstellung.

In dem Ermächtigungsbeschluss wird der Ort (»Betriebsstätte«), für die die Ermächtigung gilt, explizit erwähnt. Die Ermächtigung gilt nur für diesen Ort. An anderen Orten darf die Ermächtigung nicht ausgeübt werden. Schließt die Betriebsstätte, verliert der ermächtigte Arzt seine Ermächtigung.

> Im Rahmen der Ermächtigung sind Arzneimittelverordnungen möglich.

Arzneimittel dürfen verordnet werden, aber keine Heil- und Hilfsmittel,

> Die Verordnung darf nur durch Frau Dr. Mustermann selbst oder im Fall der Abwesenheit aus Gründen von Krankheit, Urlaub oder Teilnahme an ärztlicher Fortbildung oder an einer Wehrübung durch einen Vertreter ausgestellt werden. Nur in diesem Vertretungsfall darf der Vertreter den Arztstempel verwenden.

Die persönliche Ermächtigung ist mit einer persönlichen Leistungserbringung verbunden. Kein anderer Arzt darf die ermächtigten Leistungen erbringen als derjenige Arzt, der im Ermächtigungsbeschluss genannt wurde. Ausnahmen davon gelten bei Krankheit, Urlaub oder Teilnahme an ärztlicher Forbildung oder an einer Wehrübung. Dann dürfen Vertreter die Leistungen erbringen. Die Ärzte-ZV schreibt dazu in § 32 Abs. 1 Folgendes vor: *»Dauert die Vertretung länger als eine Woche, so ist sie der Kassenärztlichen Vereinigung mitzuteilen.«*

> Nach § 24 Abs. 2 Satz 4 Bundesmantelvertrag Ärzte sind Überweisungen durch ermächtigte ärztlich geleitete Einrichtungen und ermächtigte Ärzte zulässig, soweit die Ermächtigung dies vorsieht; in der Ermächtigung sind die von der Überweisungsbefugnis umfassten Leistungen festzulegen.
>
> Die Überweisungsbefugnis wird eingeschränkt auf die im Rahmen der sich aus dem Ermächtigungsumfang ergebenden Notwendigkeit.

Die Überweisungsbefugnis der ermächtigen Ärztin wird eingeschränkt. Sie darf nicht wie die niedergelassenen Ärzte überweisen, sondern nur bezogen auf den Ermächtigungsumfang und die sich daraus ergebende Notwendigkeit.

Eine weitere Ermächtigung für die Radiologie liegt hier vor:

> Herr Dr. med. Peter Mustermann, Facharzt für Diagnostische Radiologie, wird als Chefarzt der Klinik für Diagnostische und Interventionelle Radiologie am Mustermannkrankenhaus in 99999 Musterstadt, Hauptstraße 8, auch weiterhin zur Teilnahme an der vertragsärztlichen Versorgung ermächtigt. Die Ermächtigung wird im Krankenhaus ausgeübt.

Hier erfolgt eine exakte Benennung des ermächtigten Arztes und des Ortes, wo er seine Tätigkeit ausüben darf. An anderen Orten darf er die ermächtigten Leistungen nicht erbringen.

> Die Ermächtigung wird befristet bis 31.12.2026 …

Für diesen Zeitraum gilt die Ermächtigung. Sie läuft damit am 31.12.2026 aus. Die Ermächtigung wird nicht automatisch verlängert. Möchte der ermächtigte Arzt eine Verlängerung oder Erweiterung seiner Ermächtigung, sollte er mindestens ein halbes Jahr vor Auslaufen der Ermächtigung einen erneuten Antrag auf Ermächtigung bei dem für ihn zuständigen Zulassungsausschuss stellen.

> … und erstreckt sich auf folgende Leistungen:
>
> 1. Durchführung von Leistungen der interventionellen Radiologie …

Die Ermächtigung bezieht sich in diesem Punkt ausschließlich auf die interventionelle Radiologie.

> … auf Überweisung durch niedergelassene Vertragsärzte,

Der ermächtigte Arzt darf ausschließlich auf Überweisung von niedergelassenen Ärzten tätig werden.

> … abzurechnen nach den Gebührenordnungspositionen 24210 bis 24212, 34283, 34286 und 34287 EBM.

Hier erfolgt eine abschließende Auflistung der Gebührenordnungspositionen, die im Rahmen der interventionellen Radiologie abrechnungsfähig sind. Andere Gebührenordnungspositionen sind nicht abrechnungsfähig.

> Die Gebührenordnungsposition 34286 EBM ist nicht abrechenbar bei dem folgenden OPS-Kode: 8-836.8c (Perkutan transluminale Gefäßintervention: Thrombektomie: Künstliche Gefäße).

Die Abrechnungsfähigkeit der Gebührenordnungsposition 34286 wird dadurch eingeschränkt, dass sich die Ermächtigung zur interventionellen Radiologie nicht auf die »Perkutan transluminale Gefäßintervention: Thrombektomie: Künstliche Gefäße« erstreckt. Hintergrund könnte sein, dass dieser Eingriff eine Leistung aus dem AOP-Katalog darstellt und von Krankenhäusern durchgeführt und abgerechnet werden kann.

> 2. Durchführung CT-gesteuerter schmerztherapeutischer Interventionen, …

In diesem Punkt der Ermächtigung geht es um eine schmerztherapeutische Leistung.

> … auf Überweisung durch niedergelassene Schmerztherapeuten …

Diese Leistung darf nur durchgeführt werden, wenn eine Überweisung von einem niedergelassenen Schmerztherapeuten vorliegt. Überweisungen von anderen Ärzten dürfen nicht angenommen werden.

... abzurechnen nach den Gebührenordnungspositionen 24210 bis 24212 und 34504 EBM.

Für diesen Teil der Ermächtigung erfolgt ebenfalls eine abschließende Auflistung von Gebührenordnungspositionen, die abgerechnet werden dürfen.

Die Ermächtigung ist begrenzt auf 50 Fälle pro Quartal.

Es liegt eine Fallzahlbegrenzung auf 50 Fälle pro Quartal vor. Ab dem 51. Fall darf der ermächtigte Arzt nicht mehr behandeln. Überweisungen dürfen dann nicht mehr angenommen werden. Die Fallzahlbegrenzung gilt für beide Teile der Ermächtigung.

Leistungen, die einen besonderen Qualifikationsnachweis erfordern, dürfen erst erbracht und abgerechnet werden, wenn diese beantragt wurden und ein Genehmigungsbescheid der entsprechenden Fachabteilung der Kassenärztlichen Vereinigung vorliegt. Des Weiteren wird ausdrücklich darauf hingewiesen, dass die dann festgestellten fachlichen Voraussetzungen nicht zwangsläufig zu einer Abrechnungsfähigkeit der Leistungen führen, sofern die Bestimmungen des EBM einer Berechnungsfähigkeit entgegenstehen. Grundsätzlich gilt, dass die einschränkenden Bestimmungen des EBM über die berechnungsfähigen Leistungen der Gebiete, in denen die vertragliche Tätigkeit ausgeübt wird, zu beachten sind.

Werden solche Gebührenordnungspositionen in der Ermächtigung genannt, dann muss der ermächtigte Arzt eine Genehmigung bei den für die genehmigungspflichtigen Leistungen zuständigen Gremien der Kassenärztlichen Vereinigungen beantragen. Von diesen wird dann geprüft, ob der ermächtigte Arzt die geforderten Voraussetzungen erfüllt oder nicht. Erfüllt er die Voraussetzungen, dann darf er im Rahmen seiner Ermächtigung die genehmigungspflichtigen Leistungen erbringen. Falls er die Voraussetzungen nicht erfüllt, dann darf er diese Leistungen auch dann nicht abrechnen, wenn sie im Ermächtigungsbeschluss enthalten sind.

In der Ermächtigung sind Gebührenordnungspositionen enthalten, für deren Erbringung eine Genehmigung erforderlich ist:

1. Für die beiden Gebührenordnungspositionen 34286 und 34287 muss eine Genehmigung durch die Kassenärztliche Vereinigung aufgrund der Qualitätssicherungsvereinbarung zur interventionellen Radiologie vorliegen.
2. Für die Gebührenordnungsposition 34504 ist eigentlich auch eine Genehmigung seitens der Kassenärztlichen Vereinigung aufgrund der Qualitätssicherungsvereinbarung zur schmerztherapeutischen Versorgung chronisch schmerzkranker Patienten nach § 135 Abs. 2 SGB V notwendig. Allerdings enthält die Präambel des Kapitels 34.5 EBM folgende Regelung: »*... oder die Behandlung auf Überweisung eines Arztes erfolgt, der die Voraussetzungen gemäß Qualitätssicherungsvereinbarung zur schmerztherapeutischen Versorgung chronisch*

schmerzkranker Patienten nach § 135 Abs. 2 SGB V erfüllt oder die Zusatzweiterbildung Schmerztherapie gemäß der Weiterbildungsordnung besitzt.« Da der ermächtigte Arzt ausschließlich auf Überweisung niedergelassener Schmerztherapeuten tätig ist, entfällt hier die Genehmigungspflicht.

Die Ermächtigung beinhaltet die Möglichkeit der Überweisung an niedergelassene Vertragsärzte.

Die ermächtigte Ärztin erhält somit eine Überweisungsbefugnis. Sie darf an niedergelassene Vertragsärzte überweisen.

An ermächtigte Ärzte und ermächtigte ärztliche Einrichtungen werden Überweisungen befürwortet, wenn diese tagesgleich zur weiteren Diagnostik medizinisch notwendig sind und soweit der Überweisungsempfänger mit seinem Ermächtigungskatalog zur Leistungserbringung auf Überweisung des ermächtigten Arztes/der ermächtigten ärztlichen Einrichtung befugt ist.

Die Überweisungsbefugnis erstreckt sich auch auf andere ermächtigte Ärzte und ermächtigte ärztliche Einrichtungen. Diese Überweisungen sind aber an Bedingungen geknüpft:

1. Die Überweisung beschränkt sich auf Fälle, bei denen die Leistungserbringung durch den ermächtigten Arzt medizinisch notwendig ist und tagesgleich erfolgt.
2. Die Überweisungsbefugnis beschränkt sich auf diagnostische Leistungen.
3. Der ermächtigte Arzt darf die Leistungen gemäß seinem Ermächtigungskatalog überhaupt erbringen.
4. Der Überweisungsnehmer darf als ermächtigter Arzt Überweisungen von anderen ermächtigten Ärzten annehmen.

Diese Leistungen werden eingeschränkt auf Fälle, die nicht im Zusammenhang mit einer stationären Aufnahme nach § 115a SGB V oder ambulanten Operation nach § 115b SGB V stehen.

Die vor- und nachstationären Leistungen nach § 115a SGB V und die ambulanten Operationen gemäß § 115b SGB V stellen Leistungen des Krankenhauses dar, die direkt mit den Krankenkassen abzurechnen sind. Die Kassenärztlichen Vereinigungen möchten verhindern, dass ihre Budgets durch Leistungen belastet werden, die nicht zu den vertragsärztlichen Leistungen gehören.

Überweisungen zur Behandlung im Rahmen des § 116b SGB V sind ausgeschlossen.
Die Ermächtigung steht unter dem Vorbehalt des § 116b SGB V. Sofern ambulante Leistungen nach § 116b SGB V durch das Krankenhaus erbracht werden, sind sie nicht mehr Gegenstand der Ermächtigung. Der Antragsteller ist ver-

pflichtet, den Zulassungsausschuss über eine Teilnahme an der ambulanten Versorgung nach § 116b Abs. 2 SGB V zu informieren.

Wie beim ambulanten Operieren gemäß § 115b SGB V gilt auch für die spezialfachärztlichen Leistungen, dass entweder das Krankenhaus diese im Rahmen des § 116b SGB V erbringen kann oder dass der ermächtigte Arzt sie im Rahmen seiner Ermächtigung erbringen kann. Sofern das Krankenhaus sich zur Teilnahme an § 116b SGB V erklärt hat, darf der ermächtigte Arzt entsprechende Leistungen nicht mehr abrechnen.

Die Ermächtigung beinhaltet die Möglichkeit der Verordnung von Arzneimitteln, Hilfsmitteln, Heilmitteln und anderen verordnungsfähigen Leistungen nach SGB V für Patienten, die im Sinne dieser Ermächtigung ambulant versorgt werden.

Die ermächtigte Ärztin darf Verordnungen ausstellen. Das beschränkt sich auf die Patienten, die sie im Rahmen ihrer persönlichen Ermächtigung behandelt.

6.12 Urologie

Für die Urologie liegt folgende Ermächtigung vor:

Herr Dr. med. Peter Mustermann, Facharzt für Urologie, wird als Oberarzt der Urologie am Mustermannkrankenhaus in 99999 Musterstadt, Hauptstraße 8, auch weiterhin zur Teilnahme an der vertragsärztlichen Versorgung ermächtigt. Die Ermächtigung wird im Krankenhaus ausgeübt.

Hier erfolgt eine exakte Benennung des ermächtigten Arztes und des Ortes, wo er seine Tätigkeit ausüben darf. An anderen Orten darf er die ermächtigten Leistungen nicht erbringen.

Die Ermächtigung wird befristet bis 31.12.2026 und erstreckt sich auf folgende Leistungen:

Für diesen Zeitraum gilt die Ermächtigung. Sie läuft damit am 31.12.2026 aus. Die Ermächtigung wird nicht automatisch verlängert. Möchte der ermächtigte Arzt eine Verlängerung oder Erweiterung seiner Ermächtigung, sollte er mindestens ein halbes Jahr vor Auslaufen der Ermächtigung einen erneuten Antrag auf Ermächtigung bei dem für ihn zuständigen Zulassungsausschuss stellen.

1. Durchführung besonderer Untersuchungs- und Behandlungsmethoden auf Überweisung durch niedergelassene Urologen, ...

Der ermächtigte Arzt darf ausschließlich auf Überweisung von niedergelassenen Ärzten tätig werden. Beschränkt wird dies auf Überweisungen von Fachärzten für Urologie.

... eingeschränkt auf die Diagnosen nach den ICD-10-Kodes C60–C68 und N00–N99, ...

Hier wird die erforderliche Überweisung durch die konkrete und abschließende Nennung von ICD-Kodes auf bestimmte Erkrankungen begrenzt.

... abzurechnen nach den Gebührenordnungspositionen 01321, 01430, 01436, 01600, 01601, 01620, 02321, 02322, 02341, 26313, 26325, 26340, 26341, 33043, 33081, 33090, 33092, 34255, 34256, 34257, 40110 und 40111 EBM.

Im Rahmen der Ermächtigung dürfen ausschließlich die genannten Gebührenordnungspositionen abgerechnet werden.

Die ICD-Diagnosen sind auf dem Abrechnungsschein anzugeben.

Bei der Quartalsabrechnung darf die Angabe der ICD-Kodes nicht fehlen. Auch sollte darauf geachtet werden, dass nicht andere als die im Ermächtigungsbeschluss genannten ICD-Kodes angegeben werden.

Die Gebührenordnungspositionen 01436, 01600 und 01601 EBM sind nur im Zusammenhang mit Auftragsleistungen (Indikations- und Definitionsauftrag) gemäß den Allgemeinen Bestimmungen zum Einheitlichen Bewertungsmaßstab abrechenbar.

Hier erfolgt eine weitere Einschränkung. Bei Überweisungen zur Ausführung von Auftragsleistungen muss anstelle der Grundpauschale für ermächtige Ärzte (01321) die Konsultationspauschale (01436) angesetzt werden.

2. Laborleistungen des Kapitel 32.2 des Einheitlichen Bewertungsmaßstabes im Rahmen der Ermächtigung.

Der ermächtigte Arzt darf somit im Rahmen seiner Ermächtigung die Laborleistungen des Kapitels 32.2 abrechnen. Auf einen engen Bezug zu den genehmigten Gebührenpositionen unter dem Punkt 1 sollte geachtet werden.

Leistungen, die einen besonderen Qualifikationsnachweis erfordern, dürfen erst erbracht und abgerechnet werden, wenn diese beantragt wurden und ein Genehmigungsbescheid der entsprechenden Fachabteilung der Kassenärztlichen

Vereinigung vorliegt. Des Weiteren wird ausdrücklich darauf hingewiesen, dass die dann festgestellten fachlichen Voraussetzungen nicht zwangsläufig zu einer Abrechnungsfähigkeit der Leistungen führen, sofern die Bestimmungen des EBM einer Berechnungsfähigkeit entgegenstehen. Grundsätzlich gilt, dass die einschränkenden Bestimmungen des EBM über die berechnungsfähigen Leistungen der Gebiete, in denen die vertragliche Tätigkeit ausgeübt wird, zu beachten sind.

Werden solche Gebührenordnungspositionen in der Ermächtigung genannt, dann muss der ermächtigte Arzt eine Genehmigung bei den für die genehmigungspflichtigen Leistungen zuständigen Gremien der Kassenärztlichen Vereinigungen beantragen. Von diesen wird dann geprüft, ob der ermächtigte Arzt die geforderten Voraussetzungen erfüllt oder nicht. Erfüllt er die Voraussetzungen, dann darf er im Rahmen seiner Ermächtigung die genehmigungspflichtigen Leistungen erbringen. Falls er die Voraussetzungen nicht erfüllt, dann darf er diese Leistungen auch dann nicht abrechnen, wenn sie im Ermächtigungsbeschluss enthalten sind.

In der Ermächtigung sind Gebührenordnungspositionen enthalten, für deren Erbringung eine Genehmigung erforderlich ist:

1. Für die Ultraschallleistungen 33043, 33081, 33090 und 33092 gilt gemäß der Präambel des Kapitels 33, dass die Berechnung der Gebührenordnungspositionen dieses Kapitels eine Genehmigung der Kassenärztlichen Vereinigung nach der Ultraschall-Vereinbarung gemäß § 135 Abs. 2 SGB V voraussetzt.
2. Die Berechnung der Gebührenordnungspositionen 34255, 34256 und 34257 setzt jeweils eine Genehmigung der Kassenärztlichen Vereinigung nach der Vereinbarung zur Strahlendiagnostik und -therapie voraus.

Die Ermächtigung beinhaltet die Möglichkeit der Überweisung an niedergelassene Vertragsärzte.

Der ermächtigte Arzt erhält somit eine Überweisungsbefugnis. Er darf an niedergelassene Vertragsärzte überweisen.

An ermächtigte Ärzte und ermächtigte ärztliche Einrichtungen werden Überweisungen befürwortet, wenn diese tagesgleich zur weiteren Diagnostik medizinisch notwendig sind und soweit der Überweisungsempfänger mit seinem Ermächtigungskatalog zur Leistungserbringung auf Überweisung des ermächtigten Arztes/der ermächtigten ärztlichen Einrichtung befugt ist.

Die Überweisungsbefugnis erstreckt sich auch auf andere ermächtigte Ärzte und ermächtigte ärztliche Einrichtungen. Diese Überweisungen sind aber an Bedingungen geknüpft:

1. Die Überweisung beschränkt sich auf Fälle, bei denen die Leistungserbringung durch den ermächtigten Arzt medizinisch notwendig ist und tagesgleich erfolgt.

2. Die Überweisungsbefugnis beschränkt sich auf diagnostische Leistungen.
3. Der ermächtigte Arzt darf die Leistungen gemäß seinem Ermächtigungskatalog überhaupt erbringen.
4. Der Überweisungsnehmer darf als ermächtigter Arzt Überweisungen von anderen ermächtigten Ärzten annehmen.

Diese Leistungen werden eingeschränkt auf Fälle, die nicht im Zusammenhang mit einer stationären Aufnahme nach § 115a SGB V oder ambulanten Operation nach § 115b SGB V stehen.

Die vor- und nachstationären Leistungen nach § 115a SGB V und die ambulanten Operationen gemäß § 115b SGB V stellen Leistungen des Krankenhauses dar, die direkt mit den Krankenkassen abzurechnen sind. Die Kassenärztlichen Vereinigungen möchten verhindern, dass ihre Budgets durch Leistungen belastet werden, die nicht zu den vertragsärztlichen Leistungen gehören.

Überweisungen zur Behandlung im Rahmen des § 116b SGB V sind ausgeschlossen.
Die Ermächtigung steht unter dem Vorbehalt des § 116b SGB V. Sofern ambulante Leistungen nach § 116b SGB V durch das Krankenhaus erbracht werden, sind sie nicht mehr Gegenstand der Ermächtigung. Der Antragsteller ist verpflichtet, den Zulassungsausschuss über eine Teilnahme an der ambulanten Versorgung nach § 116b Abs. 2 SGB V zu informieren.

Wie beim ambulanten Operieren gemäß § 115b SGB V gilt auch für die spezialfachärztlichen Leistungen, dass entweder das Krankenhaus diese im Rahmen des § 116b SGB V erbringen kann oder dass der ermächtigte Arzt sie im Rahmen seiner Ermächtigung erbringen kann. Sofern das Krankenhaus sich zur Teilnahme an § 116b SGB V erklärt hat, darf der ermächtigte Arzt entsprechende Leistungen nicht mehr abrechnen.

Die Ermächtigung beinhaltet die Möglichkeit der Verordnung von Arzneimitteln, Hilfsmitteln, Heilmitteln und anderen verordnungsfähigen Leistungen nach SGB V für Patienten, die im Sinne dieser Ermächtigung ambulant versorgt werden.

Der ermächtigte Arzt darf Verordnungen ausstellen. Das beschränkt sich auf die Patienten, die er im Rahmen seiner persönlichen Ermächtigung behandelt.

Eine weitere Ermächtigung hat folgendes Aussehen:

Frau Dr. med. Gerda Mustermann, Fachärztin für Urologie, wird als Oberärztin der Klinik für Urologie am Mustermannkrankenhaus in 99999 Musterstadt, Hauptstraße 8, zur Teilnahme an der vertragsärztlichen Versorgung ermächtigt. Die Ermächtigung wird im Krankenhaus ausgeübt.

Hier erfolgt eine exakte Benennung der ermächtigten Ärztin und des Ortes, wo sie ihre Tätigkeit ausüben darf. An anderen Orten darf sie die ermächtigten Leistungen nicht erbringen.

> Die Ermächtigung wird befristet bis 30.09.2026.

Für diesen Zeitraum gilt die Ermächtigung. Sie läuft damit am 30.09.2026 aus. Die Ermächtigung wird nicht automatisch verlängert. Möchte die ermächtigte Ärztin eine Verlängerung oder Erweiterung ihrer Ermächtigung, sollte sie mindestens ein halbes Jahr vor Auslaufen der Ermächtigung einen erneuten Antrag auf Ermächtigung bei dem für sie zuständigen Zulassungsausschuss stellen.

> Auf Überweisung von Vertragsärzten für Urologie:

Die ermächtigte Ärztin darf nur tätig werden, wenn ein niedergelassener Facharzt für Urologie eine Überweisung an sie ausstellt. Überweisungen von anderen Fachärzten darf sie nicht ausführen.

> 1. Konsiliaruntersuchung in besonderen urologischen Zweifelsfällen …

Die ermächtigte Ärztin darf nur diagnostisch tätig werden. Die Tätigkeit wird eingeschränkt auf urologische Zweifelsfälle. Der Bezug auf Zweifelsfälle schränkt die Überweisungen seitens der niedergelassenen Vertragsärzte auf Fälle ein, die nicht eindeutig sind, aber komplexer.

> … mit Ausnahme von Prostataerkrankungen und Problemen der Harninkontinenz …

Die urologischen Zweifelsfälle werden hier eingeschränkt. Die Ermächtigung ist nicht ausgelegt auf die Behandlung von Prostataerkrankungen und Problemen der Harninkontinenz.

> … zur Abklärung der Frage, ob eine stationäre Behandlung in der Klinik für Urologie am Mustermannkrankenhaus in 99999 Musterstadt möglich und medizinisch indiziert ist.

Die Ermächtigung wird noch stärker durch die Abklärungsuntersuchung eingeschränkt. Es geht um die Frage, ob der Patient stationär behandelt werden muss. Eine Überweisung an die ermächtigte Ärztin ist damit nicht möglich für Patienten, die rein ambulant behandelt werden können.

> Abrechnungsfähig sind die Gebührenordnungspositionen 01321, 01600, 26310, 26311, 40110 und 40111.

Hier erfolgt eine abschließende Auflistung der von dem ermächtigten Arzt abrechnungsfähigen Gebührenordnungspositionen des EBM für diesen Teil der Ermächtigung. Darüber hinaus darf er keine weiteren Gebührenordnungspositionen abrechnen.

1. Nachbehandlung nach stationär durchgeführten urologischen Eingriffen wegen nicht vorhersehbarer und erst nach Abschluss der poststationären Behandlung gemäß § 115a SGB V aufgetretener und den Behandlungserfolg gefährdender Komplikationen.

In diesem Teil der Ermächtigung geht es um Patienten, die wegen eines urologischen Eingriffs stationär behandelt worden sind und länger als 14 Tage nach der Entlassung aus dem Krankenhaus aufgrund von Komplikationen ambulant behandelt werden müssen. Die 14 Tage sind die Frist für die nachstationäre Behandlung durch das Krankenhaus, die in § 115a SGB V genannt wird.

Die Daten der stationären und poststationären Behandlung gemäß § 115a SGB V sowie die Art der Komplikationen sind bei der Abrechnung anzugeben.

Damit es eine klare Abgrenzung zwischen der nachstationären Behandlung gemäß § 115a SGB V und der ambulanten Behandlung durch einen ermächtigten Arzt gibt, fordert die Kassenärztliche Vereinigung diese Informationen an.

Abrechnungsfähig sind die Gebührenordnungspositionen 01321, 01600, 02321, 02323, 26310, 26311, 26321, 26322, 26323, 26325, 40110 und 40111.

Hier erfolgt eine abschließende Auflistung der von dem ermächtigten Arzt abrechnungsfähigen Gebührenordnungspositionen des EBM für diesen Teil der Ermächtigung. Darüber hinaus darf er keine weiteren Gebührenordnungspositionen abrechnen.

Korrekturen der für den festgelegten Leistungskatalog abrechnungsfähigen EBM-Ziffern, z. B. nach Änderungen der Gebührenordnung EBM, können während der Laufzeit der Ermächtigung bei der Abrechnung der erbrachten Leistungen durch die Kassenärztliche Vereinigung berücksichtigt werden.

Hier behält sich der Zulassungsausschuss das Recht auf Anpassung der Ermächtigung vor, sofern es relevante Änderungen des EBM gibt, die den Ermächtigungsumfang betreffen.

Von der Ermächtigung sind alle Leistungen ausgeschlossen, für die das Krankenhaus des Antragstellers eine Mitteilung nach § 115b Abs. 2 Satz 2 SGB V über ambulantes Operieren und stationsersetzende Eingriffe abgegeben hat oder während der Laufzeit der Ermächtigung abgibt. Der Ausschluss bezieht sich auch auf die im Zusammenhang mit den ambulanten Operationen erforderlichen prä-, intra- und postoperativen Leistungen.

Die ambulanten Operationen stellen Leistungen des Krankenhauses dar, die direkt mit den Krankenkassen abzurechnen sind. Die Kassenärztlichen Vereinigungen möchten verhindern, dass ihre Budgets durch Leistungen belastet werden, die nicht zu den vertragsärztlichen Leistungen gehören. In dieser Ermächtigung wird noch genauer differenziert, indem alle Leistungen, die im Rahmen einer ambulanten Operation gemäß § 115b SGB V erfolgen können, aufgeführt werden.

Das Gleiche gilt für Leistungen, die vom Krankenhaus des Antragstellers im Rahmen der spezialfachärztlichen Versorgung nach § 116b SGB V erbracht werden bzw. damit im Zusammenhang zu erbringen sind.

Hier gilt das Gleiche wie für die ambulanten Operationen gemäß § 115b SGB V.

Die Ermächtigung ist an die Tätigkeit im Krankenhaus gebunden und endet, ohne dass es eines Widerrufs bedarf, mit der Beendigung der Tätigkeit im Krankenhaus.

In dem Ermächtigungsbeschluss wird der Ort (»Betriebsstätte«), für den die Ermächtigung gilt, explizit erwähnt. Die Ermächtigung gilt nur für diesen Ort. An anderen Orten darf die Ermächtigung nicht ausgeübt werden. Schließt die Betriebsstätte, verliert die ermächtigte Ärztin ihre Ermächtigung. Das Gleiche gilt, wenn der ermächtigte Arzt das Krankenhaus verlässt.

Verzeichnisse

Abkürzungsverzeichnis

Abs.	Absatz
ÄBD	Ärztlicher Bereitschaftsdienst
AOP	ambulantes Operieren
AOP-Vertrag	Vertrag nach § 115b Abs. 1 SGB V – Ambulantes Operieren und stationsersetzende Eingriffe im Krankenhaus
Ärzte-ZV	Zulassungsverordnung für Vertragsärzte
Az.	Aktenzeichen
BÄO	Bundesärzteordnung
DRG	Diagnosis Related Group, Fallpauschale
EBM	Einheitlicher Bewertungsmaßstab
G-BA	Gemeinsamer Bundesausschuss
GKV	Gesetzliche Krankenversicherung
GKV-Spitzenverband	Spitzenverband Bund der Krankenkassen
HVM	Honorarverteilungsmaßstab
i. V. m.	in Verbindung mit
KBV	Kassenärztliche Bundesvereinigung
KV	Kassenärztliche Vereinigung
SGB V	Sozialgesetzbuch 5
z. B.	zum Beispiel

Abbildungsverzeichnis

Abb. 1: Beauftragung eines Vertragsarztes 37
Abb. 2: Vorstationäre Behandlung – Konstellationen 38
Abb. 3: Nachstationäre Behandlung – Konstellationen 39
Abb. 4: Überweisungsfilter und Überweisungsbefugnis 43
Abb. 5: Beantragung und Genehmigung genehmigungspflichtiger Leistungen 64

Tabellenverzeichnis

Tab. 1: Übersicht über die Orientierungspunktwerte der letzten Jahre 59
Tab. 2: Angaben der Anlage I der Ultraschall-Vereinbarung (Quelle: Ultraschall-Vereinbarung, Anlage I) 68
Tab. 3: Detailangaben der Anlage I der Ultraschall-Vereinbarung (Quelle: Ultraschall-Vereinbarung, Anlage III, AK 2.6 Pachymetrie zur Messung der Hornhautdicke des Auges) 69

Literaturverzeichnis

Rechtsprechung

Bundesverfassungsgericht:

- Beschluss vom 23.07.1963, Az. 1 BvL 1/61

Bundessozialgericht:

- Urteil vom 19.11.1985, Az. 6 RKa 38/83
- Urteil vom 15.03.1995, Az. 6 RKa 27/94
- Urteil vom 29.01.1997, Az.6 RKa 24/96
- Urteil vom 28.01.1998, Az. B 6 KA 93/96 R
- Urteil vom 17.09.1999, Az. 6 RKa 86/95
- Urteil vom 27.06.2001, Az. B 6 KA 39/00 R
- Beschluss vom 13.06.2006, Az. B 6 KA 16/06 B
- Urteil vom 17.11.2015, Az. B 1 KR 30/14 R
- Urteil vom 24.10.2018, Az. B 6 KA 34/17 R
- Urteil vom 12.12.2018, Az. B 6 KA 50/17 R
- Urteil vom 03.05.2019, Az. B 6 KA 42/18 B
- Beschluss vom 11.09.2019, Az. B 6 KA 4/19 B
- Beschluss vom 04.11.2021, Az. B 6 KA 50/20 B
- Urteil vom 17.07.2023, Az. B 6 KA 14–12 R

Landessozialgericht Hessen:

- Urteil vom 13.07.2011, Az. L 4 KA 69/10

Landessozialgericht Niedersachsen-Bremen:

- Urteil vom 08.06.2016, Az. L 3 KA 28/13

Landessozialgericht Saarbrücken:

- Urteil vom 14.12.2011, Az. L 2 KR 122/09

Sozialgericht Düsseldorf:

- Urteil vom 31.07.2017, Az. S 2 KA 114/17

Sozialgericht Marburg:

- Urteil vom 24.01.2007, Az. S 12 KA 858/06
- Urteil vom 06.06.2007, Az. S 12 KA 1023/06

Sonstige Literatur

Bundesärztekammer (2016): Hinweise und Erläuterungen zu Kooperationen zwischen Krankenhäusern und niedergelassenen Ärztinnen und Ärzten, Deutsches Ärzteblatt, 17.06.2016: A1–A7.

Kassenärztliche Bundesvereinigung/GKV-Spitzenverband (2015): Vereinbarung über die Delegation ärztlicher Leistungen an nichtärztliches Personal in der ambulanten vertragsärztlichen Versorgung gemäß § 28 Abs. 1 S. 3 SGB V, Berlin.

Kassenärztliche Vereinigung Nordrhein (2024): Die ärztliche Dokumentation, https://www.kvno.de/praxis/recht-vertraege/dokumentation/dokumentationspflicht. Letzter Abruf 23.07.2024.

Kassenärztliche Vereinigung Nordrhein (2025): Sammelerklärung 1. Quartal 2025, Ermächtigte Ärzte, https://www.kvno.de/fileadmin/shared/pdf/online/faxabruf/7501-sammelerklaerung_er.pdf?v=1719219932.

Wezel, H. Liebold, R (2025): Der Kommentar zu EBM und GOÄ. Siegburg.

Wigge, P, Kaufhold, J, Dawe, J.M. (2018): Ermächtigung des Krankenhausarztes zur Teilnahme an der vertragsärztlichen Versorgung und Sonderbedarfszulassung – geeignete Instrumente gegen den Facharztemangel auf dem Land?, RöFo – Fortschritte auf dem Gebiet der Röntgenstrahlen und der bildgebenden Verfahren, 190: 890–894.

Qualitätssicherungsvereinbarungen gemäß § 135 Abs. 2 SGB V

Rahmenvereinbarung für Qualitätssicherungsvereinbarungen gemäß § 135 Abs. 2 SGB V, Stand: 01.04.2008

Richtlinien der Kassenärztlichen Bundesvereinigung für Verfahren zur Qualitätssicherung (Qualitätssicherungs-Richtlinien der KBV) gemäß § 75 Abs. 7 SGB V, Stand: 01.01.2020

Vereinbarung von Qualifikationsvoraussetzungen gemäß § 135 Abs. 2 SGB V zur Durchführung von Untersuchungen in der diagnostischen Radiologie und Nuklearmedizin und von Strahlentherapie, Stand: 04.01.2024

Vereinbarung von Qualitätssicherungsmaßnahmen nach § 135 Abs. 2 SGB V zur Abklärungskolposkopie (Qualitätssicherungsvereinbarung Abklärungskolposkopie), Stand: 26.07.2019

Vereinbarung von Qualitätssicherungsmaßnahmen nach § 135 Abs. 2 SGB V zur histopathologischen Untersuchung im Rahmen des Hautkrebs-Screenings, Stand: 12.08.2009

Vereinbarung von Qualitätssicherungsmaßnahmen nach § 135 Abs. 2 SGB V zur Vakuumbiopsie der Brust, Stand: 12.08.2009

Vereinbarung von Qualitätssicherungsmaßnahmen nach § 135 Abs. 2 SGB V zur photodynamischen Therapie am Augenhintergrund (Qualitätssicherungsvereinbarung PDT), Stand: 31.07.2023
Vereinbarung von Qualitätssicherungsmaßnahmen nach § 135 Abs. 2 SGB V für die Dünndarm-Kapselendoskopie zur Abklärung obskurer gastrointestinaler Blutungen (Qualitätssicherungsvereinbarung Dünndarm-Kapselendoskopie), Stand: 01.07.2014
Vereinbarung von Qualitätssicherungsmaßnahmen nach § 135 Abs. 2 SGB V zur Ultraschalldiagnostik (Ultraschall-Vereinbarung), Stand: 05.09.2024
Vereinbarung von Qualitätssicherungsmaßnahmen nach § 135 Abs. 2 SGB V zur Hörgeräteversorgung, Stand: 14.04.2019
Vereinbarung von Qualitätssicherungsmaßnahmen nach § 135 Abs. 2 SGB V zur kurativen Mammographie, Stand: 09.12.2022
Vereinbarung von Qualitätssicherungsmaßnahmen nach § 135 Abs. 2 SGB V zur interventionellen Radiologie, Stand: 31.08.2010
Voraussetzungen gemäß § 135 Abs. 2 SGB V zur Ausführung und Abrechnung invasiver kardiologischer Leistungen, Stand: 20.02.2024

Richtlinien des Gemeinsamen Bundesausschusses

Richtlinie des Gemeinsamen Bundesausschusses über die Konkretisierung des Anspruchs auf eine unabhängige ärztliche Zweitmeinung gemäß § 27b Absatz 2 des Fünften Buches Sozialgesetzbuch (Richtlinie zum Zweitmeinungsverfahren/Zm-RL), Stand: 01.10.2024
Richtlinie des Gemeinsamen Bundesausschusses zur Zusammenführung der Anforderungen an strukturierte Behandlungsprogramme nach § 137f Absatz 2 SGB V (DMP-Anforderungen-Richtlinie/DMP-A-RL), Stand: 01.10.2024
Richtlinie zu Untersuchungs- und Behandlungsmethoden der vertragsärztlichen Versorgung (Richtlinie Methoden vertragsärztliche Versorgung), Stand: 21.01.2025

Stichwortverzeichnis

A

Abklärungsuntersuchung 38, 148, 162
Abrechnungserlaubnis 92, 98, 113, 116, 119, 149, 153
Abrechnungsfähigkeit 94
Abwesenheit 80, 106
AOP-Vertrag 40
Approbation 17, 19
Arzneimittel 84
Ärzte-ZV 17, 23, 24
Arztstempel 106
Assistent 56, 80
Auftragsleistung 94

B

Beantragung 63, 66
Bedarf
– qualitativ-spezieller 13, 14
– quantitativ-allgemeiner 13
Bedarfsplanung 13
Befähigung 65, 67
Behandlung
– nachstationäre 27, 34, 38
– vorstationäre 35
Behandlungsausweis 27, 34
Behandlungsfall 39, 58
Bereitschaftsdienst 85
Berufsordnung 16, 53
Berufungsausschuss 13, 21
Beschäftigungsumfang 86
Betriebsstätte 25, 87, 91
Bundesmantelvertrag Ärzte 23, 35, 42, 53

D

Definitionsauftrag 40, 42
Delegation 51, 56
DMP 78
Dokumentationspflicht 53, 55

E

Einweisung 34–36
Entlassung 27, 32, 34, 39

F

Facharztfilter 43, 46, 47
Facharztweiterbildung 19
Fallzahlbegrenzung 32
Fortbildung 18, 19, 85

G

Genehmigung 15, 18, 21
Genehmigungspflicht 61

I

ICD-Kode 20
Indikationsauftrag 42

K

Kassenärztliche Vereinigung 11
Klinikträger 19
Konsiliaruntersuchung 42
Krankenhausleistung 35, 36, 38
Krankheitsfall 58

L

Leistung
- nachstationäre 34
- vorstationäre 34

M

Medizinisches Versorgungszentrum 119

N

Nachbehandlung 27
Notdienst 85

P

Planungsbereich 13, 21
Plausibilitätsprüfung 53, 81

Q

Qualitätssicherung 62, 63
Qualitätssicherungsvereinbarung 62

S

Sicherstellung 14, 55
Sprechstunde 8

U

Überweisung
- namentliche 27, 45
- tagesgleiche 49
Überweisungsbefugnis 23, 42
Überweisungsfilter 42
Urlaub 18, 52

V

Vertreter 18, 80

W

Weiterbehandlung 42, 53

Z

Zeitraum 24, 39
Zulassungsausschuss 11, 15, 20
Zweitmeinungsverfahren 17, 78